当代中国心理科学文库

健康的心理源泉

罗 非 著

华东师范大学出版社

·上海·

图书在版编目(CIP)数据

健康的心理源泉/罗非著. —上海:华东师范大学出版
社,2021
(当代中国心理科学文库)
ISBN 978 - 7 - 5760 - 1127 - 2

Ⅰ.①健… Ⅱ.①罗… Ⅲ.①健康心理学
Ⅳ.①R395.1

中国版本图书馆 CIP 数据核字(2021)第 018537 号

当代中国心理科学文库

健康的心理源泉

著　　者　罗　非
责任编辑　彭呈军
审读编辑　吴　伟
责任校对　邱红穗　时东明
装帧设计　倪志强

出版发行　华东师范大学出版社
社　　址　上海市中山北路 3663 号　邮编 200062
网　　址　www.ecnupress.com.cn
电　　话　021 - 60821666　行政传真 021 - 62572105
客服电话　021 - 62865537　门市(邮购)电话 021 - 62869887
地　　址　上海市中山北路 3663 号华东师范大学校内先锋路口
网　　店　http://hdsdcbs.tmall.com

印　刷　者　上海锦佳印刷有限公司
开　　本　787×1092　16 开
印　　张　12.5
字　　数　211 千字
版　　次　2021 年 2 月第 1 版
印　　次　2021 年 2 月第 1 次
书　　号　ISBN 978 - 7 - 5760 - 1127 - 2
定　　价　42.00 元

出 版 人　王　焰

(如发现本版图书有印订质量问题,请寄回本社客服中心调换或电话 021 - 62865537 联系)

《当代中国心理科学文库》编委会

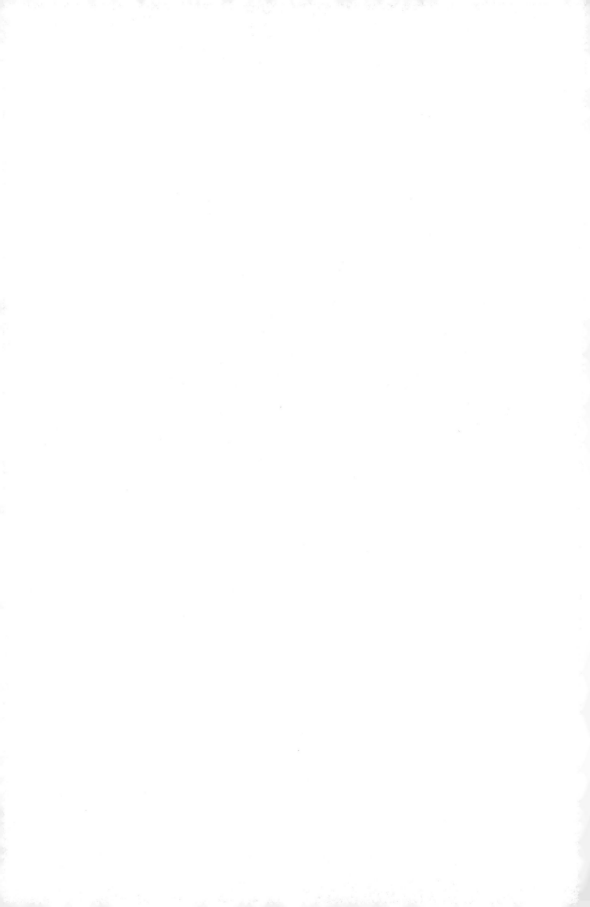

总主编序言

　　《当代中国心理科学文库》(下文简称《文库》)的出版,是中国心理学界的一件有重要意义的事情。

　　《文库》编撰工作的启动,是由多方面因素促成的。应《中国科学院院刊》之邀,中国心理学会组织国内部分优秀专家,编撰了"心理学学科体系与方法论"专辑(2012)。专辑发表之后,受到学界同仁的高度认可,特别是青年学者和研究生的热烈欢迎。部分作者在欣喜之余,提出应以此为契机,编撰一套反映心理学学科前沿与应用成果的书系。华东师范大学出版社教育心理分社彭呈军社长闻讯,当即表示愿意负责这套书系的出版,建议将书系定名为"当代中国心理科学文库",邀请我作为《文库》的总主编。

　　中国心理学在近几十年获得快速发展。至今我国已经拥有三百多个心理学研究和教学机构,遍布全国各省市。研究内容几乎涵盖了心理学所有传统和新兴分支领域。在某些基础研究领域,已经达到或者接近国际领先水平;心理学应用研究也越来越彰显其在社会生活各个领域中的重要作用。学科建设和人才培养也都取得很大成就,出版发行了多套应用和基础心理学教材系列。尽管如此,中国心理学在整体上与国际水平还有相当的距离,它的发展依然任重道远。在这样的背景下,组织学界力量,编撰和出版一套心理科学系列丛书,反映中国心理学学科发展的概貌,是可能的,也是必要的。

　　要完成这项宏大的工作,中国心理学会的支持和学界各领域优秀学者的参与,是极为重要的前提和条件。为此,成立了《文库》编委会,其职责是在写作质量和关键节点上把关,对编撰过程进行督导。编委会首先确定了编撰工作的指导思想:《文库》应有别于普通教科书系列,着重反映当代心理科学的学科体系、方法论和发展趋势;反映近年来心理学基础研究领域的国际前沿和进展,以及应用研究领域的重要成果;反映和集成中国学者在不同领域所作的贡献。其目标是引领中国心理科学的发展,推动学科建设,促进人才培养;展示心理学在现代科学系统中的重要地位,及其在我国社会建设和经济发展中不可或缺的作用;为心理科学在中国的发展争取更好的社会文化环境和支撑条件。

根据这些考虑,确定书目的遴选原则是,尽可能涵盖当代心理科学的重要分支领域,特别是那些有重要科学价值的理论学派和前沿问题,以及富有成果的应用领域。作者应当是在科研和教学一线工作,在相关领域具有深厚学术造诣,学识广博、治学严谨的科研工作者和教师。以这样的标准选择书目和作者,我们的邀请获得多数学者的积极响应。当然也有个别重要领域,虽有学者已具备比较深厚的研究积累,但由于种种原因,他们未能参与《文库》的编撰工作。可以说这是一种缺憾。

编委会对编撰工作的学术水准提出了明确要求:首先是主题突出、特色鲜明,要求在写作计划确定之前,对已有的相关著作进行查询和阅读,比较其优缺点;在总体结构上体现系统规划和原创性思考。第二是系统性与前沿性,涵盖相关领域主要方面,包括重要理论和实验事实,强调资料的系统性和权威性;在把握核心问题和主要发展脉络的基础上,突出反映最新进展,指出前沿问题和发展趋势。第三是理论与方法学,在阐述理论的同时,介绍主要研究方法和实验范式,使理论与方法紧密结合、相得益彰。

编委会对于撰写风格没有作统一要求。这给了作者们自由选择和充分利用已有资源的空间。有的作者以专著形式,对自己多年的研究成果进行梳理和总结,系统阐述自己的理论创见,在自己的学术道路上立下了一个新的里程碑。有的作者则着重介绍和阐述某一新兴研究领域的重要概念、重要发现和理论体系,同时嵌入自己的一些独到贡献,犹如在读者面前展示了一条新的地平线。还有的作者组织了壮观的撰写队伍,围绕本领域的重要理论和实践问题,以手册(handbook)的形式组织编撰工作。这种全景式介绍,使其最终成为一部"鸿篇大作",成为本领域相关知识的完整信息来源,具有重要参考价值。尽管风格不一,但这些著作在总体上都体现了《文库》编撰的指导思想和要求。

在《文库》的编撰过程中,实行了"编撰工作会议"制度。会议有编委会成员、作者和出版社责任编辑出席,每半年召开一次。由作者报告著作的写作进度,提出在编撰中遇到的问题和困惑等,编委和其他作者会坦诚地给出评论和建议。会议中那些热烈讨论和激烈辩论的生动场面,那种既严谨又活泼的氛围,至今令人难以忘怀。编撰工作会议对保证著作的学术水准和工作进度起到了不可估量的作用。它同时又是一个学术论坛,使每一位与会者获益匪浅。可以说,《文库》

的每一部著作，都在不同程度上凝结了集体的智慧和贡献。

《文库》的出版工作得到华东师范大学出版社的领导和编辑的极大支持。王焰社长曾亲临中国科学院心理研究所，表达对书系出版工作的关注。出版社决定将本《文库》作为今后几年的重点图书，争取得到国家和上海市级的支持；投入优秀编辑团队，将本文库做成中国心理学发展史上的一个里程碑。彭呈军分社长是责任编辑。他活跃机敏、富有经验，与作者保持良好的沟通和互动，从编辑技术角度进行指导和把关，帮助作者少走弯路。

在作者、编委和出版社责任编辑的共同努力下，《文库》已初见成果。从今年初开始，有一批作者陆续向出版社提交书稿。《文库》已逐步进入出版程序，相信不久将会在读者面前"集体亮相"。希望它能得到学界和社会的积极评价，并能经受时间的考验，在中国心理学学科发展进程中产生深刻而久远的影响。

杨玉芳

2015 年 10 月 8 日

序

　　罗非教授将自己新书的名字定为"健康的心理源泉"。乍一看，读者会以为这是一本关于健康心理学的书。此类书近年来大热，在各类书店、图书馆、咨询中心，甚至社区图书室，它们常常都被摆放在显眼的位置。似乎生活在当下的人们史无前例地要去关心自己的心理健康问题了。那么，罗教授作为严肃的科学家也要来凑这个热闹吗？当然不是。只有在通读完全书之后，读者才能够明白，这是一本与上述热销书完全不同的书。罗教授在书中对于健康问题的思考和讲述，不仅态度严肃，而且逻辑自洽、内容跨界、寻根溯源，最终尝试以"心"在感知和执行两个层面存在着的必然扭曲的过程，对人类个体和群体健康问题的本质作出解释。

　　我以为，除翻译的西人著作之外，在心理学界近些年出版的自编、自述、自作的著作中，本书应该算是难得一见的好书，很值得从事科学研究和人文教化的各类人员一读。本书综合了物理学、生物学和社会文化学的知识，围绕着心理科学和神经科学的实验结果，从人类视角下的微观、中观到宏观世界，层层递进地揭示出人类个体和群体各种健康问题均源于自主"我"的错误认识。罗教授认为，"心"所观察的才是全局，人类个体和群体的"我"和"我们"不过是在"生命物质因果基础上的随机过程"，其所认识的现象也不过是全局中被心理过程扭曲了的部分，"我"和"我们"亦不过是"心"在现实世界中的不同代理人而已。但"我"和"我们"却自以为是，执着地只顾维护代理人各自的利益，坚持认为被各自心理过程所扭曲的就是真实的世界。这种因心理过程自然产生的重大偏差便是导致人类个体和群体出现各种健康问题的源泉。

　　"我"和"我们"都生活在各自扭曲了的虚幻世界中，因而必定要遭受健康问题的困扰。但罗教授并没有因为分析得出这种必然结果而悲观失望。他在书中提出，人们要像锻炼身体那样去进行心理建设，因为心理的物质基础——人们的神经系统如同肌肉骨骼系统一样,是可塑可造的。其中最为重要的是训练心理稳定性和心理洞察力。这两方面的集成,既可以让人类充分地了解自己,又可以让人类了解自己与环境、社会、历史等的关系,从而建立安宁、明智的人生境界,并做到健康之人"临大事有静气"。我与罗教授同事多年,知道他科学研究做得好,正念练习也很投入,整个人都沉浸在一种平和的气场之中,静气充盈。这或许就是他多年坚持以"知行合一"的方式进行心理建设的外显成果,亦是本书所含智慧在他身上的体现。

当然,本书或许还会启发读者想弄清一个更基本的问题,即"心"为何物?是儒家的理与心?是老庄的道?还是佛家的禅?是心物二元"我思故我在"中的主观"心",还是"存在就是被感知"中的客观"心"?抑或是物质微观粒子在"随机基础上的因果链条"?罗教授虽然没有给出明确的答案,但在此问题上他依然是乐观的:坚持心理建设,坚持科学态度,人类总会接近那个能够观察全局和真实对象的"心"。健康可期,未来可期。

张建新

中国科学院心理研究所

目 录

前　言

　　尽管心理科学属探索内心活动的顶尖科学范畴,但它所获得的成果总是有机会回馈给支持它发展的社会和大众。这种回馈的诸多形式当中,极其重要的一种是对健康及其现代理解的贡献。因此,将学界对心理与健康问题的探索宣诸纸面,以飨读者,这或多或少可以说是众多心理学家的共同心愿。这本书出现在本丛书中,可以说是必然的。从这个角度来说,笔者仅仅是捉刀之手,适逢其会而已。

　　然而"夫代司杀者杀,是谓代大匠斫,希有不伤其手者矣"。因此写作本书,不免战战兢兢,深恐贻误读者。故本书其言或有不工,但其论点则力求言有实据。而当今文献之中,百家争鸣,种种论据也多有不一之处,取舍之间殊为不易。每逢此时,则务求证之于心,庶几可免于流弊其后。

　　先哲尝言,"诸有智者,要以譬喻而得开悟"。对于理论的探讨,仅凭逻辑的讨论尚不足以充分领会。因此在行文之间,力求比拟于日常经验,或援引其他学科的先进理论与实践,俾能增强其可理解性。然而囿于笔者的见闻,或有引喻失当之处,尚乞读者见谅。

　　尽管有如此种种考量与措施,然笔者以末学之管窥,欲述诸大家之精髓于有限篇幅之间,实属捉襟之举。文中定有种种错谬之处,在此预先告罪!请读者诸君在阅读时自行取舍为盼。若能更予以批评指正,则笔者幸甚!

罗非

1 引言

五福：一曰寿，二曰富，三曰康宁，四曰攸好德，五曰考终命。

——《书经·洪范》

健康自古以来就是最受关注的问题之一。中国古代的幸福内涵有五，健康高居其中。可见古人对健康的重视。没有了健康，其他的一切都无从谈起。所以有人说，人生的各种成功，都是一串长长的数字后边的 0，但健康是最前边的那个 1。如果没有了这个 1，后边写多少个 0 都没有意义了。

随着经济和科学的发展，人们对健康的重视也日益增加，有关健康问题的探讨、理论和实践也相应地不断发展。然而，经济、科学和社会的发展历程，也让人们认识到"金钱可以买到药品，但买不到健康"。因此，最让人难过的就是"年轻时拼命赚钱，中年后花钱买命"这件事，因为它是不对等的悲剧性关系。

这个常识性的领悟意味着，依靠经济、科技和社会的发展，并不能真的换来健康。因此，健康在当今就具备了进一步的科学内涵，它的深刻超过了经济、科技和社会本身。事实上，依靠这几个领域的进步无法真正彻底地解决健康问题，因为它们与健康相比属于子领域；反过来，如果关于健康的认识有了突破，反过来倒有可能推动经济、科技和社会发展的飞跃。

健康是拥有丰富内涵的问题，小到细微生命体系(如细胞)，大到整个地球生物圈；具体到物质变化(如分子代谢体系)，抽象到各种难以捕捉的意识下内心活动；乃至不仅个人，包括单位、集体、社会体系，都可能存在健康问题。因此，健康是拥有多个维度的复合问题，其内涵的丰富性超越了任何单一学科领域所能涵盖的内容。

物质科学的发展及其所体现出来的局限,提醒人们意识到,已经有悠久历史的心理科学可能具有意想不到的重要性。在处理健康问题的过程中,忽视心理学会带来致命的缺陷。这一点早已为许多科学家所注意,但还有待逐步为广大公众所认识。

尽管心理学长期以独立于物质科学的姿态出现,但近年来脑科学研究技术的发展,给心理学提供了一些更为踏实的立足点。神经科学的迅速发展及其与心理学的再度融汇,已经促使人们对心理学的认识有了一个全面的改观。盘点当前所取得的脑科学知识,再配合其他领域的进展,有可能对健康问题产生进一步的全新认识,从而大大地推动人类的健康事业。

人类活动的指挥中枢已经被公认为大脑,但大脑具体是怎样指挥这个生命体系的,它与心理活动又是怎样的关系?更重要的是,脑与身心关系的理论能够给健康问题的解决提供怎样的启示?目前,科学界就此已经收集了大量的数据,但如何理解这些数据还在发展之中。从心理科学的角度,可以为这些数据提供新视角下的诠释,从而促进对众多健康问题的深刻认识。

中国古人有"用心如镜"之说。这一古老智慧所提示的是,我们内心对身心世界的认识,是真实存在的一个镜像。但用过镜子的人,都知道镜子的质量决定了镜像的质量。我们内心这块镜子,它的质量究竟如何?神经科学的发展,恰恰说明,我们大脑这个镜子是高度可变的,它甚至会随着每一次使用而产生变化。这样一个不断变动的镜子,决定了我们看到的镜像是高度动态的和不断受到扭曲的。这种扭曲不仅给我们的认识带来偏差,也给我们带来各种健康问题。

"用心如镜"的比喻其实还有更深刻一层的内涵。正如当你在镜子中看到别人时,别人也同时看到了你一样。镜子的质量不仅决定了我们对现实的认知,它还决定了我们对现实做出的反应。所以,大脑这个扭曲的镜子,给我们带来的是对认知和行为两个方面的影响。这几乎覆盖了各种心理健康问题的全部。

我们内心的改变所影响的不止是心理和行为。正如大脑控制行为一样,它同时也控制着我们的整个生理系统。因此,心镜的扭曲同时也带来了生理反应的异变,后者将导致各种生理健康问题。因此,对脑科学和身心关系的全新认识,最终所突破的不仅是心理健康问题,同样也包括对生理健康问题的认识。如果再考虑到人类的社会行为是以认知为基础的,那么,这个全新认识同样也诠释了众多社会问题、亦即社会的健康问题的根源。

科学的目的,从来就不止于了解情况。透彻地认识问题,本身就是解决问题的开端和途径。这就是中国古老的智慧——智慧就是力量。因此,透过心理学和脑科学的进展,我们有可能获得对健康问题及其相关诸问题的全新解决方案。

在人类所有的知识当中,哲学无疑是最顶层的知识。哲学是我们对存在本身的看法,也是我们得以生存的立足点。哲学不是凭空而来的,它起源于各种科学进展的启迪。建立在全新的健康科学基础之上,人们有可能在很大程度上升级自己对存在的哲学认识。这样,我们的健康科学就有机会为人类提供一个全新升级的人生立足点,而这刚好是健康科学的核心目的——让人们可以更健康地存在。

本书共分九章。在第 1 章引言之后,第 2 章首先讨论健康观念的种种演变,从科学进化的角度,了解当前的健康观念的由来及其优劣。随后将在第 3 章简要介绍迄今为止健康心理学的一般性观念、分支,及其理论与实践。第 4 章将结合脑科学的进展,提出关于身心关系的全新理念——棱镜模型,并由此了解人类生命的组织、架构和操作控制,作为后面讨论的基础。

在第 5 章中,我们开始讨论扭曲的镜像带来的种种认知、情感和知觉问题。接下来在第 6 章中,我们将继续讨论这些扭曲反转过来时所带来的行为与身体健康问题。在第 7 章中,我们会拓展生命的认识范围,讨论这种全新诠释之下所见的社会问题。第 8 章我们将浏览现存的各种解决方案,寻求一个更好的健康促进体系。第 9 章介绍我们让认识本身进化的努力,将会讨论全新的健康科学给存在的哲学认识所带来的启迪。

本书在传统科学和现代科学的基础上,尝试探讨健康科学进一步发展的方向与可能。其中有些思维或许超过了直接的线性逻辑所能达到的范围。但线性思维本身是有限的,而世界是无限的。因此,每次科学的进步,实际上都是思维非线性的飞跃。希望读者能够以某种开放、包容的心态阅读本书,允许思维作非线性的跳跃。这或许是我们的认识进化的关键。

好,现在,让我们开始健康探索之旅。

2 健康观念的演变

"虽有拱璧以先驷马,不如坐进此道。"

——《老子》第六十二章

　　我们通常认为,英国工业革命的起点是瓦特发明蒸汽机。实际上,瓦特只是将蒸汽机做了比较重大的改进。在此之前的 1698 年,汤姆斯·萨威利就获得了用蒸汽机抽水的专利权。1712 年,英国人汤姆斯·纽可门获得了稍加改进的蒸汽机的专利权。从这个时间算起,以机械动力的大规模应用为特征的第一次工业革命至今已经过去了三百多年。而在此期间,人类还目睹了以电力技术的普遍应用为特征的第二次工业革命,和以原子能、电子计算机、空间技术和生物工程的发明和应用为主要标志的第三次工业革命。

　　三次工业革命,给现代人带来了数百年前难以想象的财富和生活便利,也帮助人们在一定程度上解决了粮食短缺、烈性传染病等严重的健康威胁。然而,它同时也带来了环境污染、核战争以及以心脑血管疾病、肿瘤和心理精神疾患为主的新的健康威胁。而全球发展的不平衡和地区冲突，以及致病微生物的快速变异，也让工业革命似乎已经解决的威胁随时有卷土重来之势。

尽管现代西方医学跟随三次工业革命的脚步有了重大的发展，新的健康知识早已浩如烟海，药物、检验设备和手术技术都日新月异，但健康问题不仅仍然存在，而且似乎仍旧迷茫，距离真正的解决仍然遥遥无期。这让人们不禁停下脚步，想一想问题究竟出在了哪里？

2.1 引言

如果认真地总结一下数百年来生命科学和技术的发展，就会发现其中最大的缺陷，恰恰是关于生命与健康的理论认识。近代科学是以物理学的发展为基础的。这是一个充满魅力的学科，因为它的理论和实践相互促进，并且理论经常远远超前于实验的检验。不论是麦克斯韦的电磁波理论，还是爱因斯坦的相对论，都是先于相应的实验检验若干年创立的。

而医学和生命科学呢？恰恰相反，已经取得的实验论文几乎可以说是以爆炸式的姿态呈几何级数增长，但却至今没有任何一个坚实的、经得起实验检验的、可以定量精确预测生命现象的理论。而正如爱因斯坦的相对论预见了几十年后原子弹和核能技术的出现一样，正确的健康观念远比昂贵的药物和危险的手术更有可能帮助患者消除疾病。因此，我们真的有必要重新反思，究竟什么是健康，什么是生命？我们应该怎样看待健康，应该拥有怎样的健康观？

其实，正确的观念远比昂贵的药物和危险的手术更能帮助患者消除疾病。实际上，人类自从有历史以来，就已经开始思考生命的本质，思考健康问题了。可以说，这个命题几乎和人类的历史同样古老。接下来，就让我们一道溯本求源，探询健康观念的起源和发展历程，了解我们今天的健康观究竟是怎么来的。

所谓健康观，就是人们是怎样看待健康和生命的。换句话说，它是人们关于健康的信念系统。每个人在自己的内心之中作出思考：生命究竟是个什么东西？健康是个什么样子？因此，健康观存在于每个人的内心。它不仅仅是意识水平的观念，而且更是无意识水平的模式。正因此，它才会驱动人们在生命健康受到威胁时，会不假思索地做出相应的行为。正因为它存在于无意识当中，因此它同样有可能作为荣格所说"集体无意识"的一部分，存在于一个社会群体、一个民族乃至一种文化之中。

另一方面,也正是因为健康观是一种信念系统,因此它是有可能改变的。新的知识、经验或者领悟,都可能改变我们的健康观。

所以,健康观不仅是现实的存在,而且还是可以改造的。对于个体和集体而言,健康观都具有举足轻重的地位。它是怎样形成的呢?

首先,让我们看看,人的正确思想是从哪里来的。

2.2　健康观念的起源

"人的正确思想是从哪里来的?是从天上掉下来的吗?不是。是人的头脑里固有的吗?也不是。人的正确思想,只能从实践中来……"

毛泽东的这段话,其实远比绝大多数人所以为的更加深刻。

这段话其实否定了两种最常见的错误认识。

第一种错误认识,是认为正确思想天然存在于外,不论这个外是指自然界、人类社会、教科书、还是神赐,都不对。事实上,直到今天,很多人还或多或少地持有这种错误观念。因此他们会迷信宗教、迷信知识、迷信理论、迷信书本、迷信权威。人们在不知不觉之中接受了这样的观点,而且信以为真,乐此不疲。

第二种错误认识,是认为正确思想自然预存于内。不论这个内是指大脑结构、基因组成、表观遗传、还是优秀血统,都不对。这种错误认识到今天还特别流行,所以才古有占星术、八字预测学、星象预测学,今有血型与性格、遗传决定论、封建血统论、家族世袭论。人们也在不知不觉之中接受了这样的观点,而且信以为真,乐此不疲。

那么,正确思想是怎么来的呢?它来自正确的实践。换成现代的科学描述,也就是说,它是以正常的大脑为媒介,用正常的认知过程,处理自然、社会和内心的种种现象,从而产生出来的。这是因为,这样的正常处理过程,将会反映出所观察事件的本来形态。所以,这样产生的思想才是正确的。有关生命和健康的观念的产生过程,也同样不能例外。

读者可能注意到,这里有两个前提,也就是那两个"正常"。正确的思想和观念,需要正常的大脑、正常的认知过程。如果这两个过程存在问题,那么我们的观念就不可避免地存在问题。

现在,就让我们回顾一下,我们今天所拥有的健康观念的发生和发展过程。

2.3 早期的一体观

据说在远古时代,人们是茹毛饮血的。我们称这种社会形态为"原始社会"。但有趣的是,这种看似"原始"的社会却存在着许多非常合理,甚至比今天的很多社会形态中实际存在的状态更为合理的行为,例如分工合作、公平分配、不分阶级、没有剥削,等等。而且,根据马克思主义的观点,那个时代的人们持有"朴素的唯物主义"世界观,也就是说,它距离我们今天认为的"科学"的唯物主义只差一线。至少比文艺复兴以来的唯心论和机械唯物论要强得多。

根据当代西方学者的考据,古人对于存在的认识被称为"本真论"(Animism)。他们认为,"本真论是伊甸园式的精神体验,在那里,自我和环境之间没有区别。万事万物——雨滴、天空、岩石、树木、动物,当然,还有人——共有某种不可见的精神。而且,尽管自然的每一个部分都体验着某种单独的精神,但世界上所有的精神却都是某个整体的部分"。

西方学者认为,这个伊甸园式故事的某些版本"对全人类各种文化而言是共通的"。并且,它"或许是人类自从伊甸园时代以来最接近在其对精神和物质两方面的看重上达成平衡的状态"。那么,人类各种文化在原始阶段,何以共同拥有这种其实高度平衡、高度科学的世界观呢?

按照线性的进化论观点,人类是从低等生物一路进化而来的。既然如此,那么如果原始人能够有这样高度科学的完美世界观,那就意味着高等哺乳类动物很可能具有类似的完美世界观。然而,如果试着考察猩猩、狒狒这样的高等灵长类,或者狮子、狼群这样的大型哺乳动物。我们会发现,尽管它们或许不会像近代人类那样高举屠刀,对异己开展大规模屠杀和种族灭绝;但它们在争夺资源和领地、争夺领导地位等竞争状态之下,其血腥程度比起现代人类仍然不遑多让。换句话说,它们并没有我们想象中原始人所持有的那种优雅的世界观。因此,这种假设是经不起实际情况检验的。

根据改进了的进化发展观,人类文明实际上是波浪式起伏的。设想一下,如果在我们当今的时代爆发了核战争,那么存活下来的少数人类,恐怕会重新过上没有科技、没有能源,甚至没有光明的茹毛饮血生活。因此,我们眼中的原始人,未必是第一批从低等生物进化过来的人,他们或许是已经崩溃的前代高度文明的遗民。如果前代文明曾经发展到产生了非常完美的世界观,那么这些遗民中有部分得以传承这样的世界观,也就不足为奇了。

毫无疑问,古人类在漫长的进化与实践中获得了这样的生命观。他们感受到了一切生命,以及它们所生存的自然环境之间的一体性,因而产生了本真论的世界观。在这种世界观之下,生命就是世界不可分割的一部分,健康就意味着生命与环境保持一体的和谐与同步。

在古人类的心目中,生命与周围的世界本来就没有分隔,生命之间也没有分隔;因此,他们活动的全部目的就是这个巨大体系功能的天然表达。在他们的思维中,甚至可能根本就没有健康与不健康的二元对立观念,只有对状态的知觉、直接把握和行动——而这恰恰就是他们的健康观。从这个角度看,这种健康观的确是原生、真实而且平衡的。

然而,不论他们当初是如何获得这种健康观的,显然他们注定会逐渐失去它。进化似乎和人类开了个大大的玩笑,它让人们无法保持住这种宝贵的平衡的世界观、生命观和健康观。于是,那个让上帝发笑的人类的头脑,终于忍耐不住,开始思考了。

2.4 中期的各种宗教健康观

2.4.1 本真论的分裂

基督教的创世传说中,最著名的就是人类的祖先亚当和夏娃因为吃下了代表智慧的苹果,因而被上帝驱逐出伊甸园的故事。这个故事的隐喻是,当人类的祖先开始思考的时候,他们就失去了对世界现实的准确把握,因而就无法保持最初那种本真的、平衡的世界观、人生观和健康观了。

中国的读者或许认为,伊甸园是西方人的梦话,和中国的老祖宗没有一毛钱的关系。事实上,中国并不是没有过宗教。孔子曾说"夏尚质,殷尚鬼",《黄帝内经》也有"祝由"的记载,说明在殷商时代,中国的宗教巫文化曾经高度发达。但自从进入周代以来,中国文化就一直在走以文化为核心的文明路线,没有采纳西方五千年来以宗教为核心的路线。孔子曾说:"郁郁乎文哉!吾从周。"中国文化没有走宗教文明的路线,或许也和孔子对后世的影响不无关系。

然而,中国的前辈尽管没有用宗教神话,却用明确的文字写出了思考可能导致文明退步的问题。中国古代个人修养与国家管理的最高境界是"道"。老子曾说:"故失道而后德,失德而后仁,失仁而后义,失义而后礼。"表明德仁义礼等,都是失去对"道"的把握之后,等而下之的策略。那么,为什么会失去"道"呢?对此,老子也曾经有过明确的解释。他说:"古之善为道者,非以明民,将以愚之。

民之难治,以其智多。故以智治国,国之贼。不以智治国,国之福。"这段话明确地表明,人们所遇到的种种问题,包括这些问题越来越难以处理,都是因为想得太多了所致。所以善于为大家解决问题的人,不会引导别人多想,而是恰恰相反,要引导他们少想一点。可见,对于思考会让人类失去对真实世界的把握这一点,东西方人类祖先的认识具有共同性。或者说,这是他们共同的惨痛教训。

思考为什么有这么大的危害呢?

其实,思考本身并没有问题。大脑作为思考的工具,它的出现正是人类应对和认识复杂环境的结果。事实上,思考之所以成为问题,是因为思考导致了思考者的出现,于是人们自然把这个浮现出来的思考者当作"我"。有我就有"他",于是就有了个体与个体、个体与集体的关系。也就是说,思考者的出现,最终导致了本来处于整合状态的人类的分裂。

2.4.2 多神论的兴衰

于是,人们开始对世界何以能够协调运作产生了怀疑。这个怀疑导致协调者的出现,这个浮现出来的协调者,就是古人心目中的超个体存在——神。正如巴比伦塔的传说所寓言的,古人认为,既然个体不足以把握大局,那么必定要有一些超越个体的存在,他们才有力量协调好各方面的事物,从而让世界看上去很有秩序地运转。这样超越个体的存在,古人称之为"神"。在汉语中,神从"申",具有上下通达之意。换句话说,神是能够通达而超越个体的存在。

在古人的眼中,每一类事物都需要相应的协调者。于是,他们把具备某一方面协调功能的力量,归于某个特定的"神职"。在古代人群中,那些保留了对自然现象背后的规律之敏感性的少数人,亲自感受到了这种协调性现象及其存在,于是他们对于神的存在就变得确信不疑。这样,多神论式宗教就产生了。既然人与自然界之间是紧密联系的,那么人体生理和心理过程也必然要遵循与自然界同类现象相类似的背后规律。换句话说,这些现象是分别由相应的神力掌控的。因此,这一阶段的人们理所当然地认为,自己体内每一部分的功能的顺畅运行,需要相应神力的加持或者庇护。这就意味着需要了解这些诸神所司的功能,并设法和祂们搞好关系。听从诸神的教导——亦即遵循相应神职所代表的规则,以及直接向诸神祈祷,都是古人和诸神搞好关系的办法。

然而,随着时间的推移,多神论式的宗教堕落了。或者更准确地说,是信仰多神论宗教的人们堕落了。或许是因为人们习惯于向诸神祈祷,而不再费心去遵循各神职所代表的规则;或许是人们把这些规则当作教条来学习和背诵,就以为可以讨好诸神,而没有在自己的行为中落实这些规则。不管出于何种原因,古人对这些诸神所代表的规则的把握逐渐丧失了;于是,在看待诸神时,他们更多地把自己的心理状态和人格特征投射到诸神身上,从而自然地赋予了诸神以喜怒哀乐的人格;更有甚者,他们还把人性当中那种种卑微下劣的习性,也都投射到了神的身上。

于是,神也会对凡人发脾气了;神与神之间也会产生矛盾斗争了。这样一来,弱小的人类个体自然就成了诸神发泄愤怒的对象,也成了神与神之间矛盾斗争的牺牲品。一旦人们开始把这样的想法投射到周围各种现象之中,所见的自然就是比比皆是的诸神所施之神罚,以及诸神之间的神战。到了这个时候,人们终于不免开始怀疑,这样的人格神是否真的能够完成协调工作,以保持整个世界的有序运转,并给人们带来健康?这样的疑问一旦产生,作为宗教的多神论,也就在事实上消亡了。

2.4.3　一神论的建立与演变

自最初形成于本真状态起,人类就有一种本能的直觉,认为在一切现象的背后应该有一个共同的根源。因此,自有人类历史以来,文明的各个分支当中都有关于这个共同根源的认识。在某些文明中,这些认识以某种独一无二的至高神的形态出现;在另外一些文明中,它以万物背后的根本存在的形态出现。前者如起源于犹太文明的创世神传说,后者如中华文明的天道。

希腊文明的灭亡和罗马帝国的兴起,在客观上给一神论宗教的兴起提供了机会。在失去了对业已堕落的多神论宗教的信心之后,人们被迫重新思考世界和人生,希望重建内心世界和外部世界的平衡和秩序。在这个关键时期,耶稣的宣传教育活动给人类带来了巨大的启示。尽管罗马人在他开始教学工作的短短四年之后就把他钉上了十字架,但在此后过了仅仅三百余年,罗马帝国就把耶稣的教育方案——当然,为了他们自己的方便,所采用的是经过系统地彻底"修改"之后的版本,并且尽可能地焚毁了所有其他存世的版本——宣布为国教。可见当时的人们是何等迫切地需要这样的新思想。

这一次,他们决定要并且终于有了一位至高的神,祂足以全知全能,从而能够独立地协调好整个世界中所有的自然、社会和个人运作,而不再允许众多的神各自为政了。从那时起,原来的诸神就降格成为天使、神子、神使和神仆,而那位至高无上的创世者——上帝,就成了唯一的真神。自此,从犹太神教演变而成的天主教,以及与其拥有类似起源——同样视耶稣为圣者,同样把耶路撒冷视为圣地——的伊斯兰教,就作为一神论宗教的代表大行于世了。

在一神论之下,人们只需要了解上帝的意思,或者至少搞好和上帝的关系,就足以获得庇佑,以维持个体生命运作和人际互动的顺畅进行了。因此,健康问题也就简化成了人类与上帝之间的关系状态的产物和反映。如果这个系统真的能正常运作,健康问题也就不应当继续存在了。那么,究竟出了什么状况,使得一神论宗教体系没能解决健康问题呢?

其实,耶稣当初并没有提出要建立宗教,更没有宣称自己想做教主,他甚至都没有过多地提及犹太教。他所宣讲的是他自己对于世界、人生和内心的领会。仅仅由于他身处犹太人群体之中,因而不得不采用犹太人习惯的概念来解释他想说的东西。而且他只有短短的四年时间用来教学,身边也只有区区十三位追随者。在这短短四年时间里,耶稣本人什么也没有来得及写,他的学生们甚至可能来不及完全领会他想讲的东西。于是,在他死后,这十三位学生分头写下了在耶稣身边的经历和见闻,留给后人自己去体悟。

不幸的是,三百多年后,罗马帝国的君士坦丁大帝决定把耶稣所宣讲的东西作为国教。这对当时备受迫害的天主教徒或许是福音,但罗马帝国在建立天主教的过程中,却出于自己的方便而对十三门徒及其后人的记录做了系统的“改写”,从而在很多地方不可避免地遮掩了耶稣教育的原貌。比如,这次改写彻底地把耶稣的教育思想宗教化。这一方面使它承载了当时人们对一神论宗教体系的需求;另一方面,却使它的可实践性和通用性受到了局限。随着天主教的发展和流行,这一改写的消极作用也就日趋明显了。

2.4.4　一神论的困难

和天主教同时建立的,是一整套教廷、教会和神职人员体系。显然天主教廷认为,尽管上帝是至高无上而且全知全能的,但并不是每个人都能知道怎样和祂搞好关系。而且,尽管耶稣的教导白纸黑字地写在《圣经》上,但并不是每个人都能读懂它的意思——考虑到它曾经被系统改写过,这后一条就额外地变得更有意义。所以,神职人员体系的存在就显得非常有必要,因为他们负责沟通个人与那至高的神之间的关系,也负责阅读、领会并宣讲圣典的真实意义。考虑到罗马帝国时代人民的教育水平,这或许是必要的;但它却为一神论宗教带来了另外的一重隐患。因为,尽管上帝不会被腐化,但这些作为神职人员的人却是有可能变腐败的。

因此,随着天主教存在的时间愈久远,整个教会体系的腐败也就变得越严重。教会内部的腐败,严重地削弱了它执行其设计功能——为普罗大众沟通上帝、并宣讲耶稣留下的教导——的能力。如果说,罗马帝国修改版的圣典当中还保留了耶稣教育的部分精神的话,被腐败侵蚀了的教会体系,就使得普通人从他们那里领会这些精神,从而获得健康的希望变得日益渺茫了。

由人类建立并维持的一神论宗教体系还有另外一个内在的问题。那就是:既然神是唯一的,那么除了宗教本身所宣传的内容之外,其他的一切思想,不论它是宗教的还是非宗教的,只要与本教义不符,都自然而且必然是错误的。在这种判定之下,教会对所谓的异端从来就不宽容,也不可能宽容。教会并没有把异教徒同样当作上帝的子民,而是把他们当作魔鬼的子孙看待。对于思想上的异己者,教会采取的也是同样的态度。这就使得有很大一批人非但无法把自己的健康交托给上帝,而且还要随时担心教会的追杀和迫害;与此同时,这也导致了思想上的禁锢,导致了中世纪黑暗时代的出现。

而哪里有压迫,哪里就有反抗。腐败的教皇利奥十世用兜售赎罪券搜刮西欧各国人民财富的行为,终于激起了宗教人士和普通百姓的不满。马丁·路德为此写成九十五条论纲,斥责教皇的无耻行径。并由此不可抑止地引发了宗教改革和基督新教的建立,其深远的影响一直延续至今。同样地,当来自东方的理性主义启迪了西方人压抑了千年之久的追求健康之心时,启蒙运动、文艺复兴和近代科学的兴起也就变得不可避免了。当代的中国,有许多人还以为一切都是外国的好,认为我们的老祖宗丑陋、残缺、黑暗,是西方的救星送来了先进的思想。殊不知当年西方曾经有千年无比的黑暗,还是我们的老祖宗给他们送去了光明。当然,近代中国的确曾陷入长达数百年的黑暗时期,其原因将在后文详细讨论。

2.5　近代的生物观与心理观

宗教改革和文艺复兴运动,给了西方世界的人们重新认识世界的机会和热情。挣脱了宗教思想的禁锢之后,人们开始以极大的热忱探索世界,特别是物质世界的现象和规律。物理学的进步导致了技术和工业革命的出现,也给人们实现自己的目的提供了强大的手段。这些成果鼓励人们从物质科学的角度观察自然、社会和人本身。于是,关于健康的生物学观点就应运而生了。

2.5.1　生物模式

近代物理学和数学在解释世界背后机制和开发应用技术方面的巨大成功,

促使人们对牛顿科学体系产生了巨大的信心。他们认为,世界的真相就是牛顿所说的那样。于是,理所当然地,人们开始依照牛顿科学的体系建立关于健康的观念。

牛顿宇宙是一架复杂而精美的机器——它由无数精致的零件组成,相互严密咬合,能够产生不可思议的功效。在牛顿及他之后的时代中,这样的机器越来越比比皆是,所以人们对这个宇宙也就深信不疑。作为宇宙的一部分,人体本身自然也不能例外。于是,我们就有了健康的生物模式。

所谓生物模式,就是把人体看作一个能表现出生命现象的物质体系,或者说机器。自赫胥黎在关于进化论的公开辩论中击倒了威尔伯福斯主教之后,天主教会不仅被迫承认了生物进化观点,同时也被迫放开了对物质科学的权威性,承认了笛卡尔拆分物质与精神为二元的努力。由于精神层面的探索仍然为教会所把持,所以科学家们就以前所未有的热情探索着生命的物质层面,并且取得了关于人体这部机器结构的许多微观认识。在微观研究中,人们发现了细胞,也发现了微生物,并开始把后者看作各种疾病的最终病因,即所谓病原体学说。

因此,所谓"生物",也就是缩减版的生命,是剥离了精神现象的生命体。生物模式,是笛卡尔二元论和牛顿科学在生命与健康领域的产物。牛顿科学在解释宇宙现象上的成功,使科学界觉得宇宙的运作是一个纯粹的物质过程。既然宇宙是纯粹物质的过程,那么生命也应当是一个纯粹的物质过程。所谓精神现象,不过是物质运动和变化的产物。健康的种种现状和问题,也不过是物质相互作用的结果。建立在这种认识基础之上的健康观,就是健康的生物学模式。

生物,顾名思义,就是表达出生命现象的物质。因此,健康的生物模式,就是把生命,特别是把人看作一个表达出高等生命现象的物质集合。形象地说,人是一台高度复杂的机器。任何机器,特别是复杂的机器都需要维护,有可能会出现故障,也就需要修理。该模式把健康看作机器运行良好的状态,把疾病看作机器出现故障的状态。自然地,人们也会采用对待机器故障的态度和方式对待人的疾病。

机器故障不外以下三类:一是设计故障;二是养护故障;三是部件故障。第一类故障的解决最为复杂,其彻底解决要靠重新设计部分或者全部机器部件,至少需要修改部分部件。对于第二类问题,其解决相对简单,只需要补充必要的机油、能源等即可。第三类问题也相当常见,任何机器运转久了都难免出现部件损坏,其解决也最简单,只需要更换相应部件即可。

在生物模式之下,健康与疾病问题也采取了类似的解决态度。第一类问题相当于遗传问题或者种族天赋问题。人类几乎没有办法解决这类问题。人们梦想着可以修改基因,但这个目标至今仍遥遥无期。第二类问题相当于代谢性疾病或者指标异常性疾病,其解决思路是针对性地补充相应物质或升降相应的指标,这就是内科学的基本治疗思路。但由于最初导致这种问题的根源经常很难了解,因此这种应对方式常常显得无能为力。第三类问题则是外科学常见的问题,通常采用手术切除、器官移植等方式来解决。这种解决方案看上去最为立竿见影。但切除容易,重建机体功能的重担却扔给了患者自己;器官移植则面临着严重的免疫排斥反应,至今也未能彻底解决,患者基本上仍难免一死。

因此,生物模式所代表的现代医学,正面临着严重的问题和挑战。

2.5.2 生物医学模式

三百八十多年前,在荷兰德尔夫特,老列文虎克贫穷的家庭里新添了一个名字叫做安东尼的男孩。由于父亲早逝,勤奋好学的安东尼不得不 16 岁就离开学校,远赴阿姆斯特丹赚钱谋生。然而,小列文虎克自己也没有想到的是,他的一生竟然会给三百多年后的现代医学带来极为重大的影响。

在杂货店做学徒的安东尼迷上了放大镜。买不起镜片的他,决定亲自动手磨制镜片。随着技艺越来越高超,他的镜片放大效率也越来越高。在为放大镜装上了支架、照明和调节螺丝之后,具有高度放大能力的显微镜诞生了。镜下的微观世界让安东尼着迷不已,于是,他把所有能观察的东西都放到自己的显微镜下加以观察,也因此有了很多关于微观世界,特别是生物微观世界的独特发现。其中,对后世影响最为深远的,当属他对微生物的观察。

1676 年,列文虎克和英国皇家学会之间本已建立的信任关系蒙上了一层阴影。因为他在给皇家学会的一封信中,描述了到当时为止还不为人所知的单细胞生物,遭到了学术界的广泛质疑。在安东尼的坚持下,皇家学会派出了由八位官员和科学家组成的小组,考察他观察的可信度。一年以后,他的工作最终获得了认可。他本人也在三年之后入选英国皇家学会。由于这个贡献,他被后人称为"微生物学之父"。

在此后的很长时间里,人们都以为,微生物是在环境中自然出现的。直到近两百年之后,路易斯·巴斯德才提出,细菌是在合适的条件和环境中繁殖起来的。他还证明,某些疾病可能是由细菌导致的。因而他提出了加热灭菌以保持食品新鲜的巴氏消毒法。几十年后,德国医生罗伯特·科赫找到了结核、霍乱和天花的病原体,从而正式提出了"细菌是疾病病原"的学说。他本人也因此被视为现代细菌学的创建者。

病原学说建立之后,西方科学界正式接受了"疾病是人体健康的入侵者"这一观念。因此,医学的任务,就是防御并击退外来疾病的入侵,重建人体的健康。这一思想就是关于生命、健康与疾病的生物医学模式。细菌学研究的进展,特别是免疫接种法和抗菌素的发现,帮助人们击退了几种烈性传染病的侵袭,使得生物医学模式获得了空前的声誉和信任。

然而,世易时移,生物医学模式的弊端也逐渐显现了出来。尽管它有效地克制了传染病、寄生虫病等病原性疾病,但对肿瘤、心血管疾病、脑血管疾病、糖尿病等新生代疾病,它却始终显得后继乏力。随着艾滋病、肝炎等病毒性传染病的出现,以及细菌对抗抗菌素能力的提高,它对传染性疾病在治疗方案上的缺陷也日益明显。

2.5.3 传统的心理观点

在西方物质科学和哲学先后从宗教神学体系中解放出来之后,西方心理学也借助生理学和哲学的中转,从神学之中脱离了出来。早期的心理学在实验方面和生理学实验难以区分,在内省方面又和哲学的内省相连。为了摆脱这一依附局面,德国心理学家威廉·冯特创建了实验心理学体系,把内省观察的实验法定义为实验心理学的正式实验手段,从而初步完成了独立的心理学的建立。

冯特的目标是建立独立的、区别于哲学和生理学的心理学。他采取的办法是,利用生理学的实验体系,研究哲学中的内省体验部分。这个办法虽然成功地建立起了独立的实验心理学,但却在未能和哲学内省彻底脱钩的同时,也不可避免地带上了牛顿式实验科学的烙印。在心理学日后的发展中,这两种羁绊始终或多或少地影响着心理学的方向、流派和内容。

冯特运用他发明的内省观察实验方法,把心理学现象还原成若干不可分解的"心理元素",并论述了它们在不同心理过程中的组合,为日后的实验心理学拆分各种心理过程的"成分"提供了理论依据。

冯特之后,先后有行为主义、格式塔、精神分析、皮亚杰、神经生理、认知心理等多种流派出现。这些学派各自发掘出了心理过程背后的某些规律。综合这些学派,可以看出传统心理学健康观点的大概。

心理学的健康观念,把各种对健康产生影响的心理因素引入其中,填补了以微生物病原体为主要病因的生物医学健康观的空白。因此,随着时代的推进,要求把心理因素加入健康观体系的呼声也就越来越高了。

2.6 当代的身心社会观

今天,人们已经开始认识到,生物学过程和心理过程是相互依存、相互影响的。不仅如此,人们所身处的社会群体,它的观念、习惯和文化,也对个体的健康运作具有举足轻重的影响。因此,当代的人们越来越把"生物—心理—社会"因素看作相互影响、不可分割的因素群,正是这个因素群在左右着人的健康状态。

1977年,罗切斯特大学精神病学家乔治·恩格尔教授在《科学》杂志上撰文称,生物医学模式已经变成了一种教条,无法解释和解决所有的医学问题。为此,他正式提出了生物心理社会模式。恩格尔指出,以往的健康模式只"关注导致疾病的生物化学因素,而忽视社会、心理的维度,是一个简化的、近似的观点"。他提出,医学模式必须考虑到患者、患者的生活环境,以及社会的疾病应对系统,也就是医疗卫生保健体系。

在此之后,美国等西方发达国家开始逐步推行促进心理健康的卫生政策,从而大幅度地缩减了医疗开支,降低了人口死亡率,延长了预期寿命。这表明,结合了心理社会因素的健康模式,对于人们的健康观念而言是重大的改进。

身心社会健康观是指这样一种观念,即生物学、心理学(如思想、情绪、行为)和社会学(如社会经济、社会环境、文化)因素对人们在疾病背景下的功能运作都具有重要影响。这一模型不仅可以表达在人们对疾病原因的理解上,也直接影响着临床各学科的医疗行为本身。

尽管身心社会健康观给许多国家的人民健康状况带来了改进,但距离重大健康问题的解决仍然很遥远。其原因有如下几个方面。

首先,身心健康社会观仍然建立在以还原论为基础的西方现代科学架构之上,它对生物、心理、社会因素的理解仍然是解析式的,试图找到每一个不可再分的因子本身的作用。尽管人们试图把这些知识"整合"起来,但由于现实世界的非线性,这些分解之后的整合是高度困难的,几乎不可能真正实现。

其次,该健康观仍然受到生物学、心理学和社会学研究本身的局限,由于这三个学科对其基本问题的认识仍然不清,因此综合起来的结果也不尽如人意。

最后,身心社会健康观仍然把疾病看作某种具有威胁的外来入侵者,只是不再局限于生物学领域本身而已;它对个体与群体、健康与疾病之间的关系的根本认识并没有革新。

因此,随着时间之轮进入了新的世纪,随着疾病和死亡谱系的进一步演变,人们越来越需要更新的、更合理的健康观念,来增进他们的身心健康。

在逐步分析当前健康观的问题,以引出新的健康观之前,我们将在下一章中首先回顾心理学在健康领域已经做出的努力,即健康心理学的进展。

3 健康心理学

"余闻上古有真人者,提挈天地,把握阴阳,呼吸精气,独立守神,肌肉若一。"

——《黄帝内经·上古天真论》

心理学、医学和生理学在研究上的进展和在实践中的挫折,迫使人们从新的角度思考健康与疾病的问题。这种所谓"生物—心理—社会模式"的观念,把健康和疾病看作包括生物特征、行为因素、社会环境等在内的一系列因素复合作用的产物。

受到这种健康模式的感召,部分心理学家开始尝试了解这些生物学、行为和社会因素究竟是怎样影响着健康与疾病的,人们把他们称作健康心理学家。有了这批试图用心理学和健康相关知识促进人群的健康与幸福的心理学家之后,心理学也就出现了一门新的分支——健康心理学。

3.1 引言

在实用中,"健康心理学"一词经常与"行为医学"或"医学心理学"混为一谈。

在国际上,健康心理学家在开展研究工作和实施临床检查与治疗时,经常需要与各种医疗与保健领域的专家合作,其中包括内科医生、牙科医生、护士和护师、营养师、社会工作者、配剂师、理疗师、职业治疗师甚至教会神职人员在内。由此可见,健康心理学家的队伍不仅来源背景复杂,职业发展方向也多种多样。他们当中,有的人偏重临床干预,有的人侧重预防工作,有的则重视基础研究。他们的服务对象可能是患者,或者是有需求的健康人,甚至还可能是其他的医疗保健服务职业者。

然而,不论他们身处何种工作环境、从事哪种性质的工作,健康心理学家都有一个共同的目标,那就是:帮助和鼓励人们建立更为健康的生活方式,消除影响健康的潜在因素,并采取积极的措施改进自己的健康状况。

一个学科能给我们带来什么,取决于建立该学科的宗旨、学科建立的理论依据,以及从事该学科的人们所具体采用的方法和途径。正如医学工作者们是毫无疑问地怀抱着救死扶伤之心的,但由于传统的生物医学模式这一理论依据的限制,也由于现代医学背后所依赖的制药和医疗设备这两大企业群体强大的商业利益驱动,致使医务工作者们所能采用的方法和途径受到了许多局限,他们所达成的促进健康的效果也就众所周知地大打折扣了。

下面,让我们详细地剖析健康心理学的宗旨、理论依据、方法和途径,以便估计它可能的成效、发展和局限,并为未来的演变做出相应的准备。

3.1.1 健康心理学概念

根据维基百科的定义,健康心理学是研究在健康、疾病与卫生保健之中的心理与行为过程的科学。它尝试理解除了已知的生物学病因之外,心理、行为和文化等因素怎样地参与了生理的健康与疾病。这些心理因素,如认知、情绪等,可以通过直接或者间接两种途径影响健康。前者如应激导致可的松等激素释放,若作用时间过久会损伤身体;后者如改变该人本身的行为选择,如吸烟或参与锻炼等,从而损害或者保护健康。

健康心理学们采纳了前述的生物心理社会模式。也就是说,他们认为健康不仅是如病毒、肿瘤等生物学过程的产物,而且还是诸如应激、思想、信念等心理学过程,吸烟、锻炼等行为方式,以及社会经济地位、文化、种族特征等社会学过程的产物。在这样的思想的指导之下,健康心理学家们可以在广大领域中发挥自己的作用,包括从直接作为咨询师和辅助治疗师去帮助病人到间接地大规模宣传社会保健知识,再到培养医护人员掌握这方面知识以造福患者等。因此,他们的身影可以出现在医院中,也可以出现在公共卫生部门中,乃至出现在综合性大学和医学院的教室和实验室中。他们既可以一对一地帮助他人,也可以在团体、家庭、乃至更大规模的人群水平发挥作用。

3.1.2 健康心理学的分支

目前,健康心理学有如下的几个分支:

一、临床健康心理学。临床健康心理学是这样一门学科,它试图把来自健康心理学各个领域中的科学知识,运用于解决临床问题之中。这些临床问题可以来自医疗保健行业的各个学科。临床健康心理学是临床心理学家的专业实践领域之一。在另外的两个领域,即面向预防的行为健康学和面向治疗的行为医学中,临床心理学也是占主导地位的内容。临床心理学的实践手段包括相关教育、行为改变技术,以及心理疗法等在内。在有些国家中,临床心理学家如果还有其他相应的训练背景,就可以成为医学心理学家,从而获得处方权。

二、公众健康心理学。这个学科是以人群为导向的健康心理学分支。它的主要目标之一是在人群水平上,研究各类心理社会因素与健康之间的潜在因果关系。公众健康心理学家将自己的研究成果介绍给教育工作者、政策制定者和医疗工作者,以促进公众健康水平的提高。公众健康心理学也与公共卫生领域的其他学科有着密切的联系,这些学科包括流行病学、营养学、遗传学和生物统计学等。其中,某些公众健康心理学的干预手段所针对的是人群中的风险群体,类似"未受教育的吸烟单亲孕妇"这种,而不是像孕妇这样的整个人群。

三、社区健康心理学。这个学科针对的是居住在社区中的个体,研究影响他们的健康与幸福的各种社区因素。该学科还发展了多种社区水平的干预方法,用以防止疾病,促进身体健康和心理健康。在这个学科的眼里,社区经常作为分析的水平,也经常作为健康干预的合作伙伴。

四、决策健康心理学。该学科关注的是权力的分配,考察权力差别对健康体验与行为、医疗卫生系统以及健康政策的影响。这个学科强调社会公平,也强调所有种族、性别、年龄段以及不同社会经济地位的人都具有健康的权力。该学科的主要关注点之一是健康的不平等。决策健康心理学家不仅仅是改革的分析者和记录者,还是改革的促进者。为此,他们在世界范围内成立了国际决策健康心理学会,以推进该学科的理念实施。

3.2　健康心理学的起源与发展

早在 20 世纪初叶,身心医学就开始关注影响健康的心理因素。晚些时候出现的行为医学也十分关注这个课题。但在这一时期,人们主要是从医学的角度,而不是从心理学的角度在关心这一问题。直至 20 世纪 70 年代,健康心理学才作为心理学的独立分支在美国建立。

20 世纪中叶,医学界日益了解了行为对健康的影响。例如,从 60 年代开始,在加州阿拉梅达所开展的研究显示,如果人们饮食有节,起居有常,保持体重,不吸烟,少喝酒,并且坚持定期锻炼身体,那么他们的平均健康状况和预期寿命都会提高。与此同时,人们也越来越意识到超卓的沟通技巧在医疗服务中极为重要。此外,心理学和其他领域的科学家们也开始发现心理过程和生理过程之间的关联,例如应激对心血管和免疫系统的影响,以及关于可以通过学习来改变免疫系统的初步发现。

此前在包括英国在内的少数国家中,心理学家们在医疗机构中工作已经有一些年头了。这部分力量有时被称作"医学心理学"。然而,这只是一个小小的领域,其主要目标是通过某些心理因素来对疾病略作调节;这些因素包括对疾病的反应等,通常指在情绪方面的反应。到了 1969 年,威廉·斯科菲尔德为美国心理学会准备了一篇题为《心理学在医疗服务实施中的地位》的报告。他在报告中指出:当时的绝大部分心理学研究都把心理健康和身体健康看做两个完全分离的领域;关于心理学对身体健康的影响,学界几乎没有给予任何关注。1973年,美国心理学会对此采取了措施,组织力量开展相应的研究工作,考察心理学家怎样才能帮助人们管理自己的健康行为,更好地处理身体健康问题,并训练医务人员更有效率地解决患者的问题。

这些工作带来了一系列后续的进展,最终促成美国心理学会于 1977 年成立了在约瑟夫·玛塔拉佐领导之下的健康心理学分会。在该分会的第一次会议上,玛塔拉佐做了一次被后人视为健康心理学基石的演讲。他在讲话中提到了有关这一新领域的定义,"健康心理学是心理学科在教育、科研和职业服务等方面的特别努力的集合体,这些努力的目标是:促进与维持健康,预防与治疗疾病,寻找与健康、疾病及其相关功能障碍的诊断和病因相关的事物,分析并改进医疗保健系统和卫生政策制定过程"。

到 80 年代,类似的组织纷纷成立。英国心理学会的健康心理学分会成立于

1986 年；同年，欧洲健康心理学会成立。澳大利亚和日本也建立了类似的组织。这些国家也都设置了培训计划，重点是健康心理学家们的研究生教育。而在美国，健康心理学家在完成了临床心理学的博士学位，如心理学博士或哲学博士之后，还可以接受博士后水平的健康心理学训练。此外，健康心理学领域本身也开始颁发博士学位。今天，健康心理学已经是大学心理学本科学位培养中最流行的课程之一，在科学硕士和心理学职业生涯的选择中也占有一席之地。

其实，健康心理学的出现和发展并非空穴来风。当时的许多发现都促成了这一结果。例如，关于健康与行为之间重要关系的流行病学发现；各地医学院纷纷把由心理学家主讲的行为科学纳入课程之中；医护人员为了增加患者满意度和治疗依从性，开始接受沟通技巧训练；初级医疗开始重视临床心理学，并且经常采用基于心理学理论的干预；人们发现基于心理学理论模型的行为调节与疗法真的能改变行为，并且在临床人群中发挥作用；日益增加的对心理因素与生理因素之间相互作用的了解，导致心理生理学和心理神经免疫学的建立；社会心理学家用健康数据来检验他们的理论模型，如信念、态度与行为之间的关系；以及80 年代早期艾滋病的发现，导致旨在改变行为的行为学研究资助增加，等等。这些发现都为健康心理学的快速发展铺平了道路。

3.3 健康心理学的理论与实践

3.3.1 健康心理学的理论研究

3.3.1.1 了解影响健康的行为与环境因素

健康心理学家们开展的许多研究，其目的都是寻找各种能够促进健康、导致疾病、或者影响医疗效果的行为与体验。通过这些研究，他们还可以给医护人员推荐改进医疗实践的方法，并给医药卫生政策的制定者提供改进相关政策的建议。例如，心理学家们发展了多种方法倡导减少吸烟和增加日常营养摄入，以促进健康、预防疾病。另一方面，他们也关注疾病与个性特征之间的关系。比如，健康心理学研究揭示了寻求刺激、冲动性、敌意与愤怒、情绪不稳定和抑郁等个性特征与高风险驾驶行为之间的关系。

健康心理学也关心各种影响健康的环境因素，诸如经济、文化、社区、社会、生活方式等等。生物心理社会模式的出现，有助于理解环境因素与生物学过程在影响健康时的相互作用。例如，在戒烟过程中，身体依赖是重要的影响因素。但某些研究指出，带有诱惑性的广告促成了人们对烟草的心理依赖。再如，职业健康心理学研究表明,如果人们在工作中缺少在决策上的选择余地,同时又有很大的心理负担,那么患有心血管疾病的风险就会大大增加。另外一些研究表明,失业与血压升高之间存在某种关联。相关研究甚至还发现了社会地位与心血管疾病之间的关联。

3.3.1.2　预防疾病

如前文所述,健康心理学家们试图通过行为改变来促进健康;另一方面,他们也尝试通过其他方式来预防疾病。例如,健康心理学家们努力帮助人们过上健康的生活,为此他们开发并运作了多种计划,以帮助人们在人生中做出改变,比如戒烟、减少饮酒、健康饮食、坚持锻炼等。健康心理学界发起了多次针对烟草使用的运动。人们发现,吸烟最多的是那些最买不起烟草的人。烟草给人们提供了某种控制负面情绪状态的途径,这些负面情绪往往伴随着日常的压力体验而来,而这些压力体验正是那些贫穷脆弱的人们的人生特征。

健康心理学工作者们强调,教育和有效的沟通是疾病预防中的重要部分,因为许多人并没有认识到存在于他们人生当中的疾病风险,或者即使认识到,也没有设法去削减它。许多人甚至因为每天面对的压力和应激过大,而无法把他们所知的健康生活方式用于日常生活之中。这里最常提及的实例,就是在人群水平上推动吸烟群体减少他们对香烟依赖的那些努力:反吸烟运动。

其他通过预防疾病来促进健康幸福的努力还包括推动定期体检,避免诸如缺乏安全防护的性行为等影响健康的高风险行为,以及鼓励经常刷牙、勤洗手,等等。

健康心理学家们推动疾病预防的努力还包括对医护人员开展教育,教他们学会有效地和患者们沟通,并克服理解的障碍,以记住并应用那些降低风险因素、做出促进健康的行为改变的有效策略。职业健康心理学研究还证明,在工作场所采取削减压力的干预措施,对雇员和雇主都是有益的。

3.3.1.3　其他研究

健康心理学家们研究疾病对个体心理健康的影响。身患严重伤病的人要面对多种实实在在的应激源。这些应激源中,包括:怎样还上医疗和其他费用的欠债;出院回家之后如何得到适当的护理;照顾家小所遭遇的障碍;本人独立自主的感觉所遭受的损害;以及这个新得到的让人讨厌的病人身份,等等。这些应激源可能导致抑郁和自尊下降等问题。

健康心理学还关注如何改进终末期疾病患者的生活。在缺乏康复希望的情况下,运用健康心理学的方法可以提高患者的生活质量,至少帮助患者部分地恢复心理健康。健康心理学也致力于寻找最好的方法,为刚刚丧亲者提供心理治疗服务。

　　健康心理学家们还探索健康政策对各种不公正、不平等和社会缺乏正义等现象的影响。这些研究使健康心理学研究超越了个体健康的水平,进而考察在国家与地区内部乃至它们之间的影响健康的社会与经济因素。此前作为健康心理学主流的个人主义受到了批评和解构,从而引入了若干新的研究方法与框架,以考察健康体验与行为。

3.3.2　健康心理学的应用

3.3.2.1　改善医患交流

　　在诊治过程中医生与患者之间的交流过程,始终是健康心理学尝试改进的目标。这个过程当中总是存在许多问题,比如病人对许多医学名词缺乏一定的了解,特别是那些专业解剖名词。在这个主题之下的主要话题之一,就是关于诊治过程究竟应该是"以医生为中心",还是"以病人为中心"。以医生为中心的诊治过程通常都是指令性的,病人只需要回答问题,不怎么参与决策过程。尽管有些人,特别是上了年纪的人比较倾向于这种风格,但更多的人并不喜欢它所带来的那种等级差别和愚昧无知的感觉。这些人更喜欢以患者为中心的诊治过程,它专注于患者的需求,要求医生在做出决策之前,完整地聆听患者的说法,并允许患者参与到确定诊断和选择疗法的过程之中。

3.3.2.2　改善治疗的依从性

　　健康心理学家面对的另一个难题,是让病人遵守医嘱,并坚持完成整个治疗方案。病人经常会忘记服药,或者有意识地选择不吃医生开来的药物,以此避免副作用。不按处方服药会带来高昂的代价,并且会浪费大量有用的药物,这些药本来是可以帮助其他病人的。治疗依从率的估计值是很难测量的。不过,有证据表明,如果根据各人的日常生活量体裁衣地安排治疗计划,就有可能提高治疗依从性。

　　为了测量患者对医疗处方的依从性,健康心理学家们已经想了以下几种办法。(1)去数药瓶里的药片。这种做法可能有侵犯隐私的问题,并且可能显得居高临下,或者对病人缺乏信任。(2)让病人自我报告。这种办法的问题是,病人可能不交报告,或者可能撒谎。(3)询问医护人员。这种办法的缺点是,会给医生与患者之间的保密性带来问题。(4)使用带有"追踪瓶盖"的药瓶,它可以追踪药瓶打开的次数。这种方法要么会带来知情同意的问题,要么在获得了知情同意的情况下,又会带来霍桑效应,即病人会出于迎合研究人员的需要而改变其做法。

3.3.2.3　疼痛管理

健康心理学的一项重要尝试是寻找治疗方法来减轻或消除疼痛,并尝试理解各种有关疼痛的异常,例如阵发性无痛、烧灼性痛、神经痛、幻肢痛,等等。尽管疼痛的测量与描述仍然面临着重重的难关,但 McGill 疼痛问卷的开发确实给这个领域带来了很大的进展。现存的不少疼痛治疗方法都与健康心理学领域有关,其中包括病人自控镇痛疗法、针刺疗法、生物反馈疗法以及认知行为疗法,等等。

3.4　健康心理学的局限

健康心理学自诞生以来,已经有效地改善了欧美人民的主观幸福感和预期寿命。然而,它并没有如预期般从根本上解决心理健康的问题,促进身体健康。或新或旧的身体、心理和行为疾病仍然甚嚣尘上。这表明,健康心理学本身仍然有很大的局限性。

现代健康心理学是建立在近代西方科学的基础之上的。也就是说,它的思想基础仍然是机械唯物论,亦即牛顿的科学思想。然而,近一个世纪以来,当代物理学已经在此基础上取得了巨大的进展,出现了相对论、量子力学这样的划时代的新思想,也出现了计算机和互联网这样的新技术,极大地推进了基本科学思想。然而,医学、生物学和心理学却没有很好地吸收这些新思想和新技术的精神,因而显得在理论方面裹足不前。

在接下来的章节中,我们将首先考察生命科学和物质科学研究的最新进展,为健康心理学突破其自身的局限铺平道路。

4 身心沟通的焦点

"至人之用心若镜,不将不迎,应而不藏,故能胜物而不伤。"

——《庄子·内篇·应帝王》

在人类历史长河中,有很长一段时间,人们并不了解大脑有何作用。尽管中国人早就知道"头乃六阳之首,砍下即便死矣",但头究竟怎样维持"不死",却仍然不甚了然。所以,在中国语言中,我们把人的核心功能称为"心",认为这个更为致命的器官可能是生命活动的中心。无独有偶,在英语中也有与"用心学习"和"心爱"同样的表达方式。这说明,在神经科学获得进展之前,各个民族和文化大多把心脏看做心理作用的核心器官。

进入近代,人们虽然借助神经科学,了解了大脑的重要性,但对于大脑究竟是如何工作的,仍然存在一些基本理论方面的困难。这些困难导致了人们对心理和行为障碍、神经系统疾病、精神疾病等仍然处于近乎束手无策的状态,或者至少处于摸着石头过河的盲目状态。

大脑作为心理活动最重要的器官,它在心理功能和心理疾患方面的重要性自然不言而喻。本章将从大脑的结构与功能开始,探讨心理功能的核心,及其出现各种问题的可能途径。

4.1 引言

事实上,中国人在很久以前就已经知道,作为物理实体的心脏和思维主体的"心"并不是一回事,它只是名词文字上的借用而已。在唐宋等中国文化鼎盛的时代,"心"这个字早已演绎出"心性"这一含义,也就是心理的本体。例如,成书于唐代的《楞严经》中,就有"心精洞圆,含裹十方",以及"虚空生汝心内,犹如片云点太清里,况诸世界在虚空耶"等文字记载。这表明,中国的古人早已用"心"字代表了心理和认知作用的本体。

中华文化一向很重视对"心"的认知和体会。例如成书于春秋的《大学》中,就提出如果想达到"修身、齐家、治国、平天下"的个人幸福与世界和平局面,必须先实现"格物、致知、诚意、正心"的心理健康状态,也就是要首先获得对"心"的正确认识。然而,出于某种原因,我们并没有进一步深究这个"心"究竟是通过哪里作用和如何作用的。

西方科学界对大脑的认识,起源于对脑损伤后效果的观察。由于频繁的战乱、沉重的工作和劳动保护的缺乏,在工业革命之后的相当一段时期内,脑部受伤并不罕见。有心的科学家们开始观察受伤部位与受损的功能之间的关系。1866 年,布洛卡正式提出额叶可能存在一个语言中枢,该区域受损将导致无法表达语言。8 年之后,威尼克在颞叶发现了另一个语言中枢,它的损伤将导致无法感知语言。这些发现,使西方科学家掀起了一场研究脑损伤效果的热潮,并最终导致了神经心理学的诞生。

19 世纪末到 20 世纪初,由于谢灵顿和巴甫洛夫的工作,人们终于确定了脑在心理活动中的重要性,并且对神经活动的两个重要的基本规律——神经反射和神经突触传递,获得了肯定的认识。在此后数十年间的研究中人们运用脑损毁、脑刺激等实验手段,并借助实验动物等实验对象,一方面更为细致地描述了大脑不同部位在功能上的划分,提出了所谓"脑内小人"的构想;另一方面,也发现了大脑作为整体的工作方式。20 世纪上半叶,美国心理学会会长卡尔·S·

莱斯利根据他的动物实验结果提出,就学习而言,大脑的各个部分在很大程度上是等效的。他的工作在很大程度上启发了后来有关神经可塑性和神经网络的研究。

1960年当选为美国心理学会主席的加拿大心理学家唐纳德·欧丁·海布在前人工作的基础上,提出了一个具有天才般预见性的理论来解释大脑的工作方式。首先,他发展了谢灵顿的神经突触理论,提出了神经连接的海布学习律,并以此完美地解释了巴甫洛夫的条件反射学说。海布指出,当神经元共同放电时,它们之间的连接就会得到加强;而当它们分别放电时,相互的连接就会削弱。海布学习律不仅解释了条件反射形成的机制,也为数十年后变得炙手可热的神经可塑性研究开启了理论的先河。

在学习律的基础上,海布提出相互加强了连接的神经细胞可以组成同步活动的群落,并提出这种细胞群落活动可能是心理和认知事件在大脑中的存在形式。细胞群落学说不仅为莱斯利的大脑等效性原理提供了可能的解释,也开启了半个世纪之后神经细胞群体活动和神经网络研究的热潮。可以说,海布的理论贡献启迪了此后大半个世纪的心理学和神经科学研究,促成了20世纪末和21世纪初神经科学的繁荣。海布本人也因为这些贡献被誉为心理神经生物学之父。

4.2 大脑的结构与功能

大脑是一个高度复杂的系统化组织。它的建构之繁复,机制之精密,即使毕生从事神经科学研究的人也会叹为观止。想要了解这样复杂的体系的工作方式,需要从简单的部分做起。为此,我们将首先回溯这一切的由来,从简单生命的结构与功能谈起。

4.2.1 生命形态的演变

4.2.1.1 最早的生命

最初的生命形态是什么样子的?这要取决于我们如何定义生命。如果我们规定生命必须会思考,会运动,会说话,那么最初的生命形态恐怕要从高等猿人开始算起了。如果按照最基本的生命特征,即代谢、兴奋性和自我繁殖来考虑,那么最简单的生命形态就应当是细胞。尽管人们曾经发现过只有核酸(如类病毒)和只有蛋白质(如朊蛋白)的生命形态,但至今也不能完全确切地知道它们的完整生命过程是如何进行的。而且,就目前所知,只有当周边环境中有其他细胞生命存在时,这两种生命形态才能表达出生命活动。因此,如果从细胞生命的角度来看,也可以说它们是必须依附其他细胞生命的、退化了的生命形态。

然而,如果稍微扩展代谢、兴奋性和自我繁殖的概念,允许它们三者其实是同一个过程的话,那么类病毒和朊蛋白的确拥有全部三种基本生命特征。因为(1)它们能在周围环境中引起被称为代谢的化学反应;(2)它们只在适当的条件下才触发这些反应,因此可以认为它们有识别环境刺激的兴奋性;(3)这些反应的结果是更多同样的类病毒或朊蛋白的出现,因此可以认为它们在反应过程中完成了自我繁殖。这样看,单纯由核酸或蛋白质分子构成的东西的确能表达为生命。即使它不是最初的生命,也是最简单的生命。

再退一步考虑,如果最早的生命世界是富于营养的液体海洋环境,那么这样的生命形态完全有可能存在。种种这样的单个大分子在海洋中巡游,遇到合适的地方就触发生命化学反应,完成代谢、兴奋性和繁殖三位一体的过程。如果用颜色代表每一种生命,那么在早期的生命之海中,就会看到各种五颜六色的波浪在大海中游动、扩展,彼此相互取代、转换。这样的生命如果有意识,那么它肯定不会有个体性的自我意识,因为它并没有确定的边界,而是在环境中浸润、渗透和不断扩张。它的感知来自环境的化学接触。因此,尽管它没有有边界的身体,但却具有触觉;它也具有基本的机器智慧,知道在哪里能够启动生命化学反应。

这样的分子生命也是可以进化的。单个分子可以越来越复杂;但太复杂的分子,在运动、复制的过程中都会遇到麻烦。因此,分子有可能相互组合起来,共同完成生命活动。核酸可以与核酸组合,蛋白也可以与蛋白组合;但显然,核酸和蛋白的组合,使分子生命可以适应更多的环境并更方便地完成功能。于是,最早的病毒就产生了。对于分子生命而言,病毒的出现显然是一次巨大的进化飞跃。但站在细胞生命的立场上,病毒仍然依赖于细胞的存在,因而仍然是一种退化的生命形态。

那么,生命历史上,究竟是分子生命进化出病毒,还是细胞生命退化成了病毒呢?如果我们不把进化看作有来无回的单程火车,而是一个相互作用的动态过程的话,那么,这两种情况都是有可能的。在早期生命大海的情况下,病毒的出现就是重大的进化步骤;但在细胞出现之后,再次出现病毒就是一种生命退化的产物了。

4.2.1.2　原核生命

在各种文化的神话传说中,都有类似"仙女思凡"或者"天使堕落"的故事。

在天上享受了无比久远的、与神同在的时光之后,某位仙女或者天使忽然产生了一个念头:想要离开神的怀抱,到外边的世界中自由活动一下,体验单独存在的感觉。

与此类似,在复杂分子生命的进化过程中,必定有这么一个重大的时刻:分子集团生命厌烦了与整个存在同体的状态,想要体验一下独立的存在感。于是,这团分子或偶然在环境中找到了一张膜,或自己造出了这样一张膜。总之,它们弄了一张膜把自己包裹了起来。于是,最早的细胞形态的生命——原核生命就这样诞生了。

一端亲水(能和水很好地呆在一起),另一端疏水(和水相互排斥)的脂质分子,有一个非常有趣的特性。那就是,一旦它们成千上万地肩并肩、面对面地站在一起,就能形成一张稳定的膜。有趣的是,这种情况在液体当中会自发地出现。而且,一旦遇到扰动,这张膜很容易就自我封闭,变成一个由双层膜组成的小泡。因此,在最初营养丰富的生命大海中,分子集团一旦动了给自己找个身体边界的念头,那么它们大概可以在很短的时间内做到。因此,如果仙女真的思凡,想要堕落并不是一件难事。

原核生命就是由一层这样的脂质双分子膜和周围环境隔离开来的、含有一大团生命分子的液体物质。也就是众所周知的阿米巴。如果我们把个体的出现定义为生命的起源,那么原核生命就是在这个意义上最早的生命。原核细胞膜的出现,使生命分子团的环境和周边环境分隔开来,变得相对稳定。这就使原核生命可以在更多变的环境内适应并生存,完成代谢活动对环境的依赖也相对降低。

在细胞膜出现之前,生命分子团本身就处在环境之中,随时都与环境互动并融为一体,没有特别地去"感知"环境的需要。然而,原核细胞膜出现之后,个体生命就有了感知环境的需要。于是,分子团就发展出了专门感知外界环境变化的部分,并把它放到细胞膜的表面。当然,相对稳定的细胞内部环境的轻微变化仍然直接与分子团互为一体,被当作"内部状态"并给予默认的反应。

细胞膜的出现还带来了移动的需要。于是,原本在生命大海中自由自在的分子集团,就发展出了用于移动或固定细胞的专门分子群。同时,为了维持细胞内部环境的相对稳定,也为了获得能量和代谢材料,生命分子团还发展出了运输专用的分子群。负责跨越细胞膜或在细胞内部物质的输送。另外,为了使细胞能够运动并产生所需的形状,分子集团还发展出了具有运动功能的骨架性分子。同时发展出来的,还有细胞外部周边的保护性分子层等。

在装备了这些附加结构之后,带有细胞膜的生命分子团终于几乎恢复了以往的自由、感知、移动和反应能力,形成了既有相对的独立,又与环境整体高度连接的全新的生命形态。

尽管生命为了在细胞膜出现之后,仍然能够近乎保持原有的自由和功能,而不得不增加了许多新的分子成分;但细胞膜的出现仍然是一个具有重大意义的飞跃。首先,细胞膜为生命分子提供了一个锚定点,使更多的分子可以按照预想的方式相互靠近,从而完成更为复杂的生命功能。其次,细胞膜制造了一个相对独立的环境,它的意义不仅是保持内部化学环境的相对稳定;还在于它创造了细胞膜两侧小分子物质浓度差异的化学势能,从而为细胞的活动提供了一种新的能源形式。

在细胞膜出现之前,生命分子团的生命能量是以分子结构本身的势能和分子结构震荡的动能形式存在的。有了细胞膜及跨膜化学势能之后,环境中小分子的浓度就成了可资利用的能源。这一新能源的出现,在为生命提供了存在更为广泛、利用更为自由的能量来源的同时,也使生命更多地对外部环境产生了依赖和选择性,削弱了细胞膜带给生命的保护和适应作用。

生命分子集团的每一次创新,都是对环境适应的扩展。从这个意义上说,生命分子的结构,保留了生命所经历的环境影响的痕迹,它本身就是生命的记忆。因此,生命分子的结构,就是生命中所储存的内容。如果把生命比作一本书,那么生命分子及其结构和组合方式,就是这本书的内容。离开了这些内容,就没有书的存在。生命进化过程中的日益复杂化,其实是生命的记忆不断增加的必然结果。这些记忆的增加,也代表着细胞对环境反应能力的增加。细胞膜的出现,使更多的生命分子可以借助它组织起来,从而使生命保存记忆的能力大幅度增加。

因此,生命分子总数的增加本身,就是进化的标志。

4.2.1.3 真核生命

生命分子团在获得细胞膜并形成原核生命之后,相当于获得了个体性和相对稳定的内部环境,不过与此同时,它也失去了生命大海中近乎无限的可能性和近乎无量无边的分子同伴,陷入了相对孤立的境地。因此,原核细胞在形成之后,就有了相互合作的需要。用带有宗教色彩的语言描述,这就是神创造出个体的目的,即重新回到神的怀抱。变得孤立的原核生命为了恢复原有的无限性,就开始寻求与同伴合作。于是,带有多种生命分子集团的众多膜结构,就相互形成了复杂多变的嵌套拼接关系。最终,真核细胞就产生了。

观察真核细胞的结构可以看出,它可以说是多个原核细胞样的膜结构集中起来,钻进了另外一个大的膜结构体内。外边的大型膜结构形成了新的细胞膜。其中的其他各种膜结构,则相互组合成复杂多样的结构关系。从这个结构可以看出,最初形成的原始原核生命,曾经经历过一个相互结合、相互融合、相互吞并的复杂过程,并最终确定了这样一种全新的生命形态。它可以看作是由若干原核生命集体组成的新生命。

新组合出来的真核生命结构具有巨大的优越性。首先,复杂的膜结构使得新的生命形态所包含的膜表面积大大增加。这就极大地提高了细胞定位和组合生命大分子的能力,使细胞能够同时操作的功能容量极大地增加了。其次,复杂的膜结构带来了细胞内部的高度分隔,这样每个分区都可以拥有自己独特的化学环境,既可以让多种化学反应同时发生,又能够创造多重的化学势能,推动细胞内的各种能量运动。此外,这个结构还把细胞内与遗传有关的大部分生命分子推入细胞深处的结构——细胞核内,使它们处于相对更受保护的环境中,便于专门加以调用,也减少了其他生命分子入侵并改变其遗传性质的机会。

因此,真核细胞的出现,代表了进化史上的第二个里程碑,也是新分离出来的个体生命走向集体化的第一步。它结构复杂、稳定,功能强大、高效,是生命历史上无与伦比的发明。相比原核生命,真核生命携带的生命分子极大地增加了,代表着它在进化上的升级,也代表着它记载了生命历史上更多的信息。

4.2.1.4 细胞群体

真核细胞的强大功能,赋予了组成它的众多原核生命以新的集体意识。这个集体意识比起先前显然强大得多,能够识别并处理更多的外来信息,适应更多的环境,过上更为舒适的生活。可以想象,这个集体意识最初觉醒时,发现自己极大地提高了的功能之后,必定无比喜悦。然而,很快地,它就重新发现了自己的局限性。尽管拥有了比原先更为强大的功能,但它在新的意义上仍然是一个个体,有着自己新的局限性。因此,在进化的历史上,真核细胞很快地就开始寻求合作,尝试组成新的、更为强大的生命形式。

由于真核细胞复杂的结构和相对稳定的遗传分子特性,使得它们不大可能像原核生物在进化时那样,通过相互吞并和融合来产生新的生命形态。因此,真核细胞选择了组织联合。最简单的多细胞真核生物,是由数个细胞组织起来的,以此共同维持其群体的利益。正如俗话说的人多力量大,更多的细胞建立紧密的协作关系之后,它们所发挥出来的力量也远远超过了单个细胞之和。这种协作关系,使得细胞能够处理和应对更多的环境信息,从而扩展了每个细胞的视野和意识影响范围。可以说,多细胞群体出现之时,就开始拥有它们的集体意识了。

细胞群体内部是高度民主的关系。尽管随着群体内细胞数量的增加,细胞之间开始出现相对的分工,但它们仍然共享着环境信息,共同处理面临的各种问题。其中并没有哪个细胞居于领导地位;但集体所收集的信息在相互交流之后,却能够形成相应的决策,并付诸有效地实施。细胞群体的形成,再一次极大地增加了生命所能承载的进化记忆信息,代表了生命在新的水平之上的进化。

4.2.1.5 高技术细胞社会

在原核生命形成之后不久,生命分子团就开始尝试在细胞膜之外,再构筑一些结构来保护自己,例如细菌体外的细胞壁。这些新的结构处于细胞体外,并且不再拥有活的生命分子。他们可以被看做是原核生命最初开发的原始技术产品。

生命进化进入真核阶段之后,真核细胞由于失去了细胞壁,因此积极地在其细胞膜之外布设一些分子,以增强它的功能。同样地,它在体内也布设了更为强大、复杂的分子骨架,使其内部的物质运输、结构改变和整体运动功能更为高效。当细胞群体出现之后,真核细胞们开始在彼此之间建立一些体外结构,用以完成它们的新功能。特别是当更多的真核细胞集结起来,开始产生高度分工之后,细胞们有意地制造了大量高度复杂的细胞间结构,例如骨骼、血管、肌腱、筋膜等。它们在进化的意义上,相当于人类的公路、桥梁和高层建筑。这些结构的工作原理中,有一些是科学家们至今也没有完全理解的。这表明,高等真核生物在技术开发上取得了令人瞩目的巨大成就。高等真核生物,可以看作真核细胞的高技术社会。

真核细胞社会所开发的技术,赋予了我们今天生活的强大能力。我们拥有专门的消化、呼吸、循环、感觉、运动、免疫防御、内分泌、神经等系统,其中都含有极大数量的真核技术成分。可以说,真核细胞所开发的技术,构成了高等生物功能的基础。

从真核细胞群体到高技术细胞社会,在生命分子复杂性上没有太大的提升,甚至人类的基因数目反而比水稻的还少了许多。但由于细胞高技术的出现,极大地提升了真核细胞群生物的个体能力。因此,这一阶段的进化,出现了生命分子数目进化相对缓慢,但细胞高技术飞速发展的局面。这种新的进化趋势,给高等生物带来了强大的个体能力,也带来了相应的强大的自我意识。但它们的集体回归倾向却因为高技术的力量而有所减弱。这是对整个进化倾向的一种反动。

纵观生命进化史,很多高等生物例如恐龙等,都在这个阶段灭绝了。这就是这种进化反动所带来的副作用。而能够认识到集体回归的重要性,重新加强集体意识的种族,才能在进化中胜出并繁衍下来。最早的人类在个体实力上远远弱于许多大型捕猎动物,但正是集体意识使人类在进化中胜出,并发展到了今天的局面。由此可见,如果人类过度依赖高技术带来的个体能力,忽略了对集体意识的回归,那么在今后的进化道路上,就有可能像恐龙一样重新被淘汰,而被新的更具有集体意识的物种所取代。

4.2.2 神经系统的进化

接收和处理环境信息,一直是生物的核心功能。在多细胞真核集体生物的分化过程中,有一类这样的细胞出现了。它们专门负责接收、处理和快速传递内外环境的信息。它们的细胞膜表面具有敏感的小装置,能够接受环境的特定刺激,并转化为细胞膜上生命分子的运动,导致细胞内的化学改变或细胞表面的化学势能——也就是电位——的变化。它们以这种方式完成对信息的分析、处理、计算和整合,并最终把计算结果以电位改变的方式快速传递到远端,启动新的生命活动。这类细胞,就是最早出现的神经细胞。

在最早的多细胞真核生物中,每个细胞都有几乎同等的反应能力。随着细胞群体中细胞数量的增加,集体的成员开始出现了功能上的分化。某些细胞更多地表达了接受、处理与传递信息的能力。它们相互连接,就构成了最早的信息处理网络。这就是最初出现的神经系统。

4.2.2.1 普遍分布式神经网络

最先出现在动物体内的神经系统是普遍分布的神经网络。科学家们观察了水螅的神经系统。水螅是一种全身都是消化器官的动物,它只做一件事:把东西吞进肚子,消化掉,再吐出来。它的身体就是消化腔,体表分布的触手犹如肠道的绒毛,专门捕捉周围漂浮的东西以便塞进口里。

水螅的神经系统就是人类肠道神经系统的前身,它是许多神经细胞,近乎均匀地分布在整个体内。这些神经细胞彼此相连,构成一个完整的反应网络,获取周边的环境信息,加以分析,以做出判断和反应。

观察各种低等动物的神经排列方式,可以看出,神经系统的排列是适应动物身体结构需要的。水螅等腔肠动物的身体呈圆形对称,运动方式简单,以感知和消化活动为主,因此它的神经也是普遍网络式分布的。

4.2.2.2　神经节的出现

随着动物体型的进化和运动方式的复杂化,神经细胞开始不再分散分布,而是相对集中构成神经节,再以类似电缆的方式联通各个神经节,以完成信息处理。例如,扁形动物身体扁平呈左右对称,因此出现了左右两条由神经节串联形成的神经索;又由于头部感觉和运动功能相对集中,因此头端有更多的神经节相对密集分布,形成了所谓的"脑"。但这些所谓的脑,和高等动物的脑有本质的不同,它根本而言仍然是神经节,只是集中了相对更多的神经细胞而已。

更为复杂的线形动物、环节动物、软体动物等,它们的神经系统延续了以神经节为核心、由神经索连接起来的特点。只是随着动物感觉器官的发达和向头部的集中,它们的"脑"也越来越大。但此时的脑仍然只是感觉神经节的集中分布,再加上头部附近操纵口器等器官的运动神经节,并没有进一步的发展。

昆虫的出现,使节肢动物成为进化史上最成功的分支之一。它们的后代至今仍然在地球上广泛分布,它的个体数目远远超过所有其他高等动物的总和,对环境的适应能力也出色得无与伦比。据说,蟑螂在太空环境中都能存活几分钟,可见其适应性之强。

节肢动物的感觉和运动功能有了高度的发展,并且身体呈现明显的分节,因而,它们的神经节也更加发达,并且根据身体分节的情况相互融合起来,形成更为强大的脑部。在脑之外,其他的神经节融合成腹部神经索。从这些中枢出发,再发出神经支配躯体和内脏的活动。这种结构,使节肢动物对躯体和内脏活动的操纵都变得更为精确快速。神经系统的高度集中,使昆虫类的身体更为紧凑,反应更迅捷。强大的感觉器官也使它们能更好地寻找食物和避开危险。因此,昆虫成为脊索动物之外最成功的一个进化分支。

4.2.2.3　脊索动物

进化过程中,一个小小的决策差别可能就决定了未来发展的整个方向。具有神经节的动物在进化过程中,其中一部分在两条神经索合并为一条时,选择了在腹侧合并,就发展成今天的昆虫类;另外一部分选择了在背侧合并,就发展成了今天的我们。考虑到在整个进化过程中的绝大部分,动物都是背部朝上的,因此人类在本能上,把"向上"看作"变好"的同义词,这应该有它的进化根源。

比起更低等的动物,脊索动物在进化上出现了两个根本性的发明。一是脊索,它作为身体的中轴,对动物身体起到了良好的支持作用。与昆虫选择在体外构造骨骼以保护和支持身体不同,脊索动物选择了在体内制造支持结构。这样同样能对身体产生稳定的支持并制造肌肉的附着点,使运动功能变得强大灵活;

同时,又没有身体发育过程中外壳对身体体积的限制,避免了定期脱壳带来的脆弱阶段。尽管没有外在的硬壳保护,使动物的身体容易受到伤害;但这也促使动物发展了更为强大的感觉和运动功能,再配合爪、牙、角等强悍的攻击武器,足以保证动物的生存。

脊索动物的另一项发明,是背部神经管的出现。与其他动物腹部神经索由神经节合并串联而成不同,背部神经管是由外胚层皱褶内陷包绕形成的。它从一开始就是专门设计制造的、由神经细胞有组织地集中形成的、高度专业化的中枢神经系统。在高等动物中,脑和脊髓就是由神经管进一步分化而来的。从这个意义上说,昆虫的"脑"和哺乳动物的脑存在着根本性的区别。前者是由神经节发达合并而来的,属于草根上位的脑;后者则从一开始就是专业化设计的中枢,是天生的贵族阶层。

脊索动物还有一项重要的技术进展,就是腮裂的出现。这是对呼吸器官的重大革新,它标志着专业化的呼吸系统的形成,从而为脊索动物获得更充分的能量供应提供了保证。与此前的低等动物的另一个重要不同,是脊索动物的心脏由以往的位于消化管背侧移到了消化道腹侧。这是与脊索的出现作为新的支持系统相适应的改变。

在进化上最先出现的是尾索动物,这类动物的神经管位于身体的尾侧部。在高等动物的胚胎发育中,这也是神经管最先形成的部位。不幸的是,作为尾索动物代表的海鞘,只在状如蝌蚪的幼年时期拥有脊索和神经管;成年时,它像蝌蚪一样退化掉了尾部,并与此同时也失去了脊索和神经管,腮裂也收到了体内,变成了外表很像腔肠动物的固着性成体动物。这个发育过程表明,尾索动物可能是进化过程中的一个中间状态。它的一支退化成今天的海鞘等甚至彻底失去高等神经系统的软体动物;另一支则继续进化,稳固住了高等神经系统,终于产生了今天的人类。这个实例再一次说明,进化可能是双向的;不同的选择,可能会使物种在进化树上做上下移动。

真正具有完整脊索却没有脊椎的头索动物种类极少,几乎只有文昌鱼。因此它也可以看作进化中间状态的残迹。头索动物没有真正的头和脑,背部神经管就是它全部的中枢神经系统。这类动物可以看作最早的高等神经系统的实验品。

4.2.2.4 脊椎动物

脊索动物在继续进化的过程中,为背部神经管发展出了骨性的保护装置——脊椎。脊椎的出现,不仅保护了背神经管,也为躯体和内脏提供了更为强大的支持,以此为基础,脊椎动物发展出了以内部骨骼结构为支持系统的肢体,从而打开了进化上全新的一页。

脊椎动物出现了真正意义上的头部。它的神经管在前端膨大,形成脑;并发展出了骨质的颅腔,为脑提供了极为坚固的保护。这使得脑得以进一步发展并集中了大部分中枢神经功能,成为真正意义上的上位中枢。在脑以下,其余的神经管演变为脊髓,负责躯体和内脏的下位控制。

除了蜕化成寄生物的圆口纲之外,所有的脊椎动物都拥有颌和牙齿,它为脊椎动物的捕食提供了强大的、致命性的工具。而除了退化失去四肢的蛇类之外,脊椎动物都拥有对称的前后两对肢体,这极大地改进了它们的运动功能。这些技术革命,使发展成脊椎动物的高科技真核细胞社会能够获得极为丰富的能源,供给它高度发达的脑的运转所需。

4.2.3　脑的结构与功能

4.2.3.1　脑结构的演化

脊椎动物的脑是由神经管前端膨大而来的,这一点完全不同于低等动物用前端几个发达的神经节融合出来的结构。由神经管发育而来的结构的特点,是它的神经细胞出现分层排列的规律现象。这一点,从脊髓和大脑皮层的结构都可以比较明显地看出来。

鱼类的脑刚刚从神经管演变出来,形状上还比较直。鱼类已经发育出明显的前脑、中脑和后脑。在这个阶段,后脑最发达,包括小脑和延髓两部分,负责身体的运动控制和内脏调节;中脑则以视觉功能为主;前脑除了嗅觉中枢之外,只有刚刚发育成型的间脑。到了两栖类,脑开始出现弯曲,并出现了大脑皮层,只是它以嗅觉功能为主。爬行类的脑弯曲更为明显,大脑皮层进一步发达,并且出现了真正意义上的新皮质结构。这使爬行类的认知功能大大加强,并能够表现出复杂的行为方式。爬行类的脑桥与延髓体积相对也比较大,代表着陆地生活对身体控制需求的增加。

鸟类可以说是进化上的一个独特分支,它代表了向空中发展的生命形态。鸟类可以说是真正的三维动物,它从初会飞行时起就构建了全三维的空间认知。而人类尽管有高度发达的脑,但基本的认知模式仍然是二维的,第三维度上并没有太多的直觉体验。与保持全三维空间认知相伴的,就是发达的飞行能力。这给鸟类带来了高度发达的纹状体和小脑。鸟类的三维空间认知,则是由中脑发达的视叶和大脑发达的顶叶支持的。鸟类视觉的发达,还表现在它可以在高空看清地面上的小动物，从而发动捕食突袭。而与此相伴的另一个现象，就是远离可嗅对象导致嗅觉的退化和嗅叶的高度退化。

哺乳类拥有最为发达的脑。除去少数生存在特殊环境中导致局部退化的物种之外，它的端脑、间脑、中脑、后脑和延脑都发育得相当完整。

在人们的心目中，通常觉得人类的脑是最完美的形态，而其他动物则各有各的缺陷。但实际上，各种动物的脑结构和各个部分的比例，都是与它们的生活习性、能力和所处环境特点相适应的。例如，鸟类拥有远比人类更为敏锐的视觉，也拥有天然的真正的三维空间知觉，所以它不仅顶叶发达，还有高度发达的中脑视叶。人类的视觉虽然承接了大部分信息采集功能，但它却主要是依赖大脑视皮层完成的，上丘不仅不发达，还收缩成了小小的中脑上丘。再比如，犀牛是高度依赖嗅觉的动物，因此它们的大脑结构中大半都成为嗅觉中枢，这与其他哺乳动物只有相对较小的嗅球截然不同。

由此可见，神经系统乃至大脑结构的进化，实际上仍然是与其拥有者的功能和环境密切相关的。是进化中功能的需要导致了脑结构的演变。

4.2.3.2　脑的功能分化

人类的脑从表面看来，占绝大部分的是大脑半球。如果和较低等的哺乳动物以及老鼠的脑相比，可以看出哺乳动物的脑干保持了基本的稳定，各部分的形态和功能没有太大的改变。最显著的变化，是新皮质的急剧扩张。其中特别明显的，是前额叶和枕叶的扩张。

与鸟类和爬行类那发达的视叶相比，哺乳类中脑并不发达，视神经束的主要投射目标也不再指向这里。哺乳类中脑的背侧转变成四叠体，负责视觉和听觉信息的辅助性处理。视觉信息的主要部分改为经丘脑的中继投往枕叶那巨大的视皮层。比起很多种哺乳动物，人类的听觉并不算最敏锐，但人脑仍然发展出了较大的颞叶皮层，用来处理听觉信息。

在人类的脑，最具有创新性的脑结构是前额叶。与老鼠那只负责处理感觉、运动和简单的认知情绪活动的额叶不同，人类的前额叶完全是全新的巨大结构，其中很多部分的功能至今都没有弄清。以人类的那种用向上、向前代表变好的进化本能来看，几乎位于身体最高处也是脑的最前端的这部分结构，又是在进化上全新出现的东西，肯定代表了人类最看重的一部分功能。

随着实验心理学和行为学研究的进展，人们越来越认识到，许多过去认为低等哺乳动物没有的"高级"功能，实际上在老鼠身上都有所表现。比如，老鼠也有强大的学习功能，可以记住复杂的迷宫，学会用复杂的操作来获得想要的东西；

老鼠也能表达出同情心,会去救出被困受苦的同伴;老鼠甚至能发出高频超声,和同伴交流一些危险的信号,带有某种语言交流的性质。而且,尽管鼠类的视觉不如人类的发达,但它们的听觉或嗅觉却比人发达。而单纯就视觉而言,人类的视觉也远远不如依赖小小的视叶的鸟类来得发达。相比之下,人类用来操纵具有复杂精细运动功能的身体的感觉和运动皮层,却并没有比其他大型哺乳动物大出多少来。由此,人们不仅会产生这样一个疑问:人类要这么发达的大脑,究竟想要做什么呢?

4.3 核心心理功能

既然人类的视觉和听觉都不是最发达的,为什么会拥有最大的视皮层和听皮层?突兀地出现的巨大的前额叶又是做什么的呢?

还有一个问题也与此有关。2011 年 5 月,英国《每日邮报》报道说,人类的脑可能在变小。研究者凯瑟琳·麦考利夫指出,人类在过去 2 万年来,男性脑容量从 1 500 立方厘米缩小到 1 350 立方厘米,女性的脑容量缩小比例也与此相同。为此,科学家们认为,未来人类的形象可能是很小的头颅和瘦长的肢体。这和此前人们对进化的认识相悖。因为过去人们从进化趋势推测的结论是与此相反的,即人类可能会变得更为矮小,但头脑会变得更大。

所以,我们真的需要考虑大脑皮层的用途了。人们究竟用它来做什么呢?

4.3.1 新皮层的用途

人类把视神经束投射给了更大的视皮层,但视觉功能甚至还比不上使用中脑视叶的鸟类。这个事实足以引起我们对枕叶视皮层的真实作用产生质疑。同样地,人类的听觉也远不如许多较低等的哺乳类动物,但却不妨碍人类拥有硕大的颞叶听皮层。而人类尽管拥有巨大的、完全创新性的前额叶,对执行功能和情感的控制能力也仍然存在诸多的缺陷,决策上的失误也未见得比更低等一些的物种更少。那么,由大大增加了数目的神经细胞所组成的人类大脑新皮层,它真正的功能究竟是什么呢?

4.3.1.1 视皮层作用解析

有研究表明,在视皮层受损的情况下,患者尽管已经失去了对视觉图像的知觉,但却仍然能建立针对物象的条件反射。这表明,尽管有意识的视觉需要枕叶的视皮层,但图像信息却并不是必须通过视皮层才能进入心理过程。科学家们解释说,某些图像信息可能通过视神经束以外的渠道进入中脑上丘,并由此发动条件反射。也就是说,人类并没有完全关闭鸟类所使用的视觉信息分析渠道,只是不再把它当作视知觉的主要发生位置了而已。

对盲人所进行的脑功能成像研究显示,盲人不仅仅是触觉和听觉在行为上变得更为敏锐,他们的视觉皮层也开始处理触觉、听觉甚至语言的信息。进一步的研究提示,各种感觉传入在经过丘脑等中继区域上传到皮层时,并不是只传送到相关的皮层部位;事实上,每种感觉模态的传入信息几乎都弥漫投射到整个大脑皮层的各个部位,只是在专业化的皮层有更为集中的传入而已。

如果考虑到这些新近发现的事实,那么20世纪美国心理学家卡尔·莱斯利所提出的等效原理很可能比我们愿意相信的更接近真相:大脑皮层的各个部位,加上脑干的一些部位,很可能都参与了视觉信息的处理过程。大脑只是更为"方便"地使用了枕叶区域的计算结果来形成视知觉而已。

这一假设有一些重要的现实证据。除了前文所述的之外,大脑可塑性也是重要证据。胚胎早期枕叶受损的胎儿,有可能发育出完全正常的视知觉。以往人们很方便地用"可塑性"来加以解释,并表示,因为成年人失去了神经可塑性,所以无法再实现这样的奇迹。然而21世纪初以来的研究证明,人脑一直到老年都保持着可塑性。因此,原来的方便解释已经不再那么方便了。用当前的假设可以很好地解释这个现象,因为视觉信息原本就是由脑的广泛区域处理的。如果我们没有习惯于只使用来自枕叶的计算结果来建立视知觉,那么其他部位的计算结果都可以参与建立视知觉。如果这个假设成立,那么成年后脑损伤或中风的失明患者,也都有可能恢复视力。这可是一个非常有实用性的理论假设。

4.3.1.2 冗余计算的意义

了解了前文所说的背景,那么接下来自然会问这个问题:既然中脑视叶和皮层各个部位都能一起形成视知觉,那么人类特别发育出发达的枕叶视皮层的目的又何在呢?

中国有句俗话,叫做"眼见为实"。那么眼见的真的为实吗?在早年的生理学著作中,经常把眼睛比作照相机。瞳孔比作光圈,晶状体、玻璃体比做复合镜头,视网膜比作底片,犹如在基本物理学的光学课程中经常画的透镜成像光路图。根据这个比喻,我们看到的是真实世界在眼中的忠实倒影。然而,绝大多数人不知道的是,在这个比喻中,前边几个部分基本上中规中矩,但最后一条却大为不然。

我们的视网膜不是传统的由无数极为细小的感光颗粒组成的化学底片,而是由几种对特定波长敏感的感光细胞所组成,类似于数字式照相机的感光元件。麻烦的是,这些感光元件分布得有些奇怪:只有靠近中央的一小块具有极高的密度和良好的彩色分辨率,越往周边就越稀疏,而且逐渐失去彩色分辨能力,只剩下黑白感光元件。在感光最密集的黄斑区域旁边,还有一个地方完全没有感光元件,称为盲点。

如果我们的视觉真实地再现着视网膜上的世界倒影,我们视觉中所看到的情况将是这样的:只有在你的注视点附近,才有完好的分辨率和色彩;周围的一切都逐渐变成黑白,而且打上了越来越大的马赛克;在注视点旁边还有一个地方是一片漆黑,什么都看不到。然而,我们日常的视知觉却并不是这个样子的。即使你蒙上一只眼睛,并且设法保持眼球不动,你也不会看到有任何黑点的存在,而且也不会觉得视野周边有马赛克并且变成黑白片。

这是怎么回事呢?这个鲜明的对比,说明我们所看到的并不是真实世界在视网膜上的倒像,而是经由大脑皮层各个部分加工计算、整合处理之后,在我们视知觉之中呈现出来的、高度美工 PS 处理之后的影像。用当前流行的词语,这类似一种虚拟现实。

如果你曾经参与过虚拟现实实验,或者使用过现在日益变得廉价的虚拟现实产品,你就会发现,在看制作精美的虚拟现实场景时,你并没感到是在看某种虚假的东西,而是就像真实的经历一般。为什么会这样呢?其实原因很简单,因为我们每天在视知觉中看到的,正是大脑皮层制作处理之后的虚拟现实影像,它本来就不是"真实"的世界。

或许,爬行类和鸟类之所以能够运用视叶形成高度敏锐的视觉,是因为它的目标只是看清真实世界,以便快速捕捉到它需要的对象。人类之所以需要拥有巨大的枕叶视皮层,不是为了看清真实世界;它只是为了制作一个精美的、看起来高度合理的虚拟现实场景。只要想想普通视频呈现和虚拟现实系统之间巨大的成本差异,就可以理解人类为什么需要如此巨大的枕叶视皮层了。

类似地,我们之所以需要发达的颞叶皮层来处理本来不如低等哺乳动物敏锐的听觉信息,只是为了让听到的声音能够体现出我们需要的"意义"。对于现代人类来说,这意味着语言、音韵、节奏、语气、隐喻等一系列东西。所以,人类消耗巨大资源维持的颞叶听觉皮层,说白了就是要从"鸡蛋里边挑骨头",给听到的声音附加上一整套合理的意义。

我们发达的额叶皮层的功能就更加奇特了。根据当代科学界对默认功能网络的研究,额叶当中很大一部分甚至在我们什么都不做的时候也在拼命地活动。

如果对比一下我们日常的心理行为,可以看出,我们平常什么都没做,也没有特别关注什么的时候,正是我们"思考"最忙碌的时候,也就是说,我们正在走神乱想。所以,额叶的功能,一定和这种乱想存在不解之缘。

4.3.2 核心心理功能

如果去掉了这些无病呻吟般的"新"功能,人类其实在很大程度上可以不必依赖新皮层。只要看看先天就缺少半边大脑皮层的新生儿,成年时完全可以和正常人具有同样的功能这个事实,就可以知道新皮层的作用并没有我们想象的那样重要。所以,我们不仅要问,大脑对于我们的心理功能而言,真正不可缺少的部分是什么呢? 这些部分所对应的,很可能刚好是人类最核心的心理功能所在。

仔细研究前脑除新皮层外各部分的功能,可以看出它基本上包含三个比低等哺乳动物更为发达的部分:

4.3.2.1 前脑背部:真实世界的认知与反应功能

人类的丘脑高度发达,再配合上背侧纹状体、扣带皮层背侧、海马等结构,能够保证人类具有对真实世界的感知和反应能力。在新皮层中,这部分功能一方面扩展出了初级感觉—运动皮层,主要用来对感觉和运动做更为定域化的计算,即所谓"功能代表区";另一方面,该功能形成了顶叶后部的联合皮层,进一步加强了对空间的把握能力。

4.3.2.2 前脑后部:情绪与退避功能

在大量的文献研究中,杏仁复合体都符合情绪中心的角色。它搜集大量的躯体和内脏感觉信息,用于完成情绪计算功能,并用它的计算结果影响从新皮层各部到脑干各核团在内的整个中枢神经系统。有趣的是,杏仁计算所得到的情绪结果当中,绝大部分都是负面的情绪;它所引发的反应多数也都是退避的行为。所以,杏仁还和痛觉信息的处理及反应有关。另外,情绪计算从来都不是仅凭当前感觉内容产生的;它必须结合以往的经验才能完成。因此,杏仁代表了我们过去所有的经验对当前心理过程的影响的整合中心。有趣的是,把负面与退避的功能放在前脑核心部分的后端,这再一次体现了人类下意识的空间意义判断准则。

人类巨大的枕叶和颞叶在分析视觉和听觉信号时,也引入了大量来自过去经验的信息作为计算凭据。从这个角度而言,枕叶和颞叶在一定程度上也可以看做前脑后部体系的扩展。

4.3.2.3　前脑前部：控制与趋近功能

在脑干中,有一个频繁出现在科学视野中的关键词,那就是中脑—前脑多巴胺投射系统。它的背侧由黑质投射到纹状体,更多地参与运动控制;腹侧则由腹侧被盖区投射到伏核和内侧前额叶,目前最受关注的是它参与成瘾。如果把整个多巴胺投射系统的功能综合起来考虑,它所承担的是我们的目标追求行为,也就是针对未来的控制。多巴胺投射系统的三部分目标都分布在前脑核心区域的前部,它们分别操纵着接近目标的行动、接近目标的内在驱动和愉悦感、以及接近目标的认知控制。所以,前脑前部代表着人类针对未来的、尚未完成的目标的控制中心。人类巨大的前额叶所做的思考中,针对未来的规划部分,也可以看做前脑前部功能的扩展。

综合考虑前脑的这三部分核心心理功能,可以看出,它的前部执行的是引导人类行为的功能;后部执行的是制约和稳定人类行为的功能;其背部执行的则是使人类保持与现实世界接触的功能。

4.4　棱镜原理

4.4.1　历史性的一步

2014 年 6 月 12 日,全世界都在注视着巴西圣保罗体育场。在那里,正在举行第 20 届世界杯足球赛的开幕式。在热火朝天的开幕式现场,有一个小小的但却牵动了全世界心弦的仪式:开球。本届世界杯开球仪式的独特之处是,开球的是一位坐着轮椅上场的残疾人。在全世界亿万观众的注视之下,他竟然从轮椅上站了起来,并轻轻地出脚,把足球传给了对面的球员!

让这位年轻的朱利亚诺·平托得以踢出这历史性的一脚的,是他身上穿的类似昆虫"外骨骼"的盔甲。与它的天然同类物不同的是,这副盔甲是由平托的大脑而非肌肉操纵的。这副盔甲可以采集他的大脑信号,并利用这些信号中的运动信息操纵这副外骨骼式的盔甲。于是,这副曾经出现在星际战争科幻片中的机甲,最终帮助平托完成了这次历史性的世界杯开球。

发明这副机甲的巴西裔科学家米盖尔·尼可雷里斯是国际神经科学领域中位列前五十强的科学大家。20 世纪 80 年代末,米盖尔从巴西来到美国,师从富有创新精神的神经科学家约翰·蔡平,开始了他探索大脑神经工作方式之旅。此后的 25 年中,尼可雷里斯先后在感觉、运动、生物信息学、脑机接口、机器肢体等多个领域中开展了大量的工作,终于成就了本届世界杯上那开球的一脚。套用第一个登上月球的宇航员阿姆斯特朗的话:这是平托的一小步,人类的一大步!

这一步之所以重要,是因为它代表着从谢灵顿、莱斯利、海布等前辈心理学家和神经科学家所传承下来的科学思维方式的成功。它意味着,沿着这条路,人们至少部分地了解了脑是怎样工作的,并且已经开始把这些知识投入初步的实际应用之中。

4.4.2 神经系统的工作方式
4.4.2.1 神经系统的作用机制

从谢灵顿到尼可雷里斯,科学家们的工作代表了这样一种理解,即神经系统以电活动的方式处理环境信息。尼可雷里斯的机甲并没有给平托的基因组测序,没有测定他基因组、蛋白质组或"表观"遗传学的改变,也没有测量他脑内某种化学物质的释放或者含量,或者试图给他的大脑插入几个光控离子通道。仅凭少数电极所探测到的脑的电活动,米盖尔就完成了这举世瞩目的一脚。

当然,精于生命化学的科学家们会说,在这些电活动的背后,必定有大量的化学活动的支持。同样地,量子物理学家们也会说,在那些化学活动的背后,必定离不开那几种基本的量子力场的作用。科学总是这样,机制背后必定还有机制。所以,理解问题的关键,一是看我们能否更好、更方便地把握研究尺度,即弄清楚哪个层面的研究最接近直接起作用的环节;二是取决于我们对各个尺度的了解,即我们是否有方便的技术手段切入这个层面的世界。米盖尔·尼可雷里斯所采用的是"直指人心"的方式:把平托的大脑活动的效果直接投影到在物质世界中的他本人面前,让他自己决定应该怎么办。

如果认真地思考,这个训练方式其实很像神经系统天然的学习过程。在我们刚刚诞生之初,其实并不知道怎样操纵自己身体的各种功能。我们只会让大脑放电,来无意识地运动身上的各组肌肉,根据效果慢慢地调整自己大脑的放电,增加控制能力。我们需要花一年左右的时间才能控制肢体肌肉,一年半左右的时间才学会控制说话的肌肉。同样地,我们的内脏功能控制也需要很久的时间,才能学会消化成年人的食物;我们的免疫系统功能控制则需要更久的时间,才能获得成年人的抵抗力。从基因角度,新生儿已经具备了全部的遗传潜力;但把它们表达出来,却必须通过投影到现实物理世界中的学习。尼可雷里斯的机甲,让我们看到了一种新的可能性,那就是:我们总是有机会学会一套新的控制途径,来过上我们想要的人生。

反过来说,平托成功的一脚,并没有否认化学层面和量子力场层面的工作机制。米盖尔在平托头顶记录到的那些电活动,实际上是所有这些层面机制作用的共同投影。因此,如果我们的大脑能够设法把其他层面的作用效果投影到现实世界中,那么就有可能学会对它们的控制。换句话说,任何层面的机制都仅仅是机制。真正运用这些机制发号施令的,不是这些机制本身,而是我们的意识。对于人类来说,也就是我们的大脑。

4.4.2.2 神经信号的传递与解析

正如前文所讨论的,我们的大脑并没有直接接触现实世界。现实世界通过种种物理和化学的作用途径,激活了我们身上的一些经过特别改造的、对这些作用非常敏感的细胞,可以将其称为感受器。感受器激活之后,会发出类似计算机的二进制语言那样的信号,神经科学家称之为"动作电位"。和二进制信号一样,动作电位可以很快地沿着神经细胞膜传到很远的地方,并在那里引发进一步的电位和分子结构改变,导致细胞与细胞之间完成信息传递。

也就是说,物理世界的任何刺激,包括视网膜中那有模有样的现实世界倒影,一旦进入神经系统,就会被拆解成一串串的放电。这些放电在同一个细胞内部还基本可以保持原状,但一旦需要跨越谢灵顿所说的"突触",即两个神经细胞的间隙,新的神经细胞就未必完全追随最初感受器的放电模式,而是要受到许多因素的调节。每次放电串穿过突触时都会产生改变,因而最终达到大脑的信号已经完全不是最初在感受器水平形成的信号。

最初,神经科学家把发生在感受器的过程称作"编码",也就是把现实世界信息转化成二进制信号;再把发生在想象中最终产生感知觉的那部分脑组织中的过程称为"解码",也就是重新把二进制信号还原成现实世界信息的过程。除了这两部分,中间发生的所有环节都可以看作信息的传递,或者叫做"中转"。由于神经系统的二进制信号在跨越突触时显然产生了许多变化,因此把这些变化称为"修饰",或者"再编码"。可以看出,科学家们一定是受了莫尔斯电码或者电影《风语者》的启发,把大脑想象成群敌环伺下的情报人员,不得不偷偷地发送些故意扭曲过的模糊信息给自己的同伴。

然而,哺乳动物的神经系统是完全在动物体内运作的,并且受到高度的保护。并没有什么敌对势力时刻监听或者试图窃取情报。既然如此,有什么必要把现实世界信息编码了再编码,直到全世界所有的顶尖科学家都在重新"解码"这个信号的任务面前望之却步呢?虽然近年来,不断有人在顶级杂志上撰文称,自己能从脑的电信号或影像信号中,成功地获取了某种编码的信息。但事实是,没有任何科学家有信心带着只显示自己所"解码"出来的信息的封闭式头盔,到全世界任何一个繁华的都市大街上开车兜兜风,连散散步都不敢。这就说明,这些所谓的"解码",与真正的解码之间相距甚远。

何况,即使真的有一天,我们在监控了大脑大量神经元活动或更细致的脑成像实时细节之后,能够基本上满意地计算出这个大脑的主人所面对的环境;但这个人自己,并没有在脑子里安装这样一个超级计算机,神经系统中也没有任何一个区域,能够同时知道所有其他区域神经细胞的活动情况。换句话说,即使人们能够借助计算机实现这样的计算,大脑也肯定不是用这种方式来形成感知觉的。除非,我们大脑中的意识有办法同时知道每个神经细胞的活动。换句话说,意识能够同时监控全脑。

但这样的假设又会带来新的困难。因为首先,如果意识真的能够同时监控全脑,那么它就不可能由脑的任何一个局部区域形成,因为就目前所知,大脑的任何区域都不能同时监控全脑所有神经元;其次,如果意识能够不依赖于任何区域而同时监控全脑,那么它理论上就应该能同时监控全身,甚至能同时监控感官所及的整个物理世界。但如果它真的能够同时监控感官所及的整个物理世界,我们就应该能直接去感受物理世界,还要这么麻烦地编码和解码感觉信息干什么?

4.4.3　脑的虚拟计算

4.4.3.1　日常感觉经验的虚拟性

我们看到的世界和我们视网膜上本该形成的图像不一致,这个事实说明,我们的大脑在不停地计算着接收到的各种感觉信息,并在我们的意识中生成一种虚拟现实。正如我们在虚拟现实设备中所体验的那样,我们的意识并不能太好地分清什么是真实,什么是虚拟;只要感受到的东西具有某种稳定性和内在一致性,我们的意识就能把它接受为现实。通常,我们能够察觉所经历的场景是虚拟现实,正是通过它在稳定性和内在一致性上存在的瑕疵。就好比我们在演唱会上,发现歌手的口型和他的发音不一致,就会察觉他在假唱。

在现实生活中,我们的感觉经验其实也存在着某种类似的在稳定性和一致性上的瑕疵。比如,同样的两个声音,第二次听到就比第一次听到的不那么鲜亮;同样一盆冷水,第二次把手放进去的时候,就不如第一次放进去感觉那么冰。看惯了的鲜花,也不像第一次看到时感觉那么美丽,等等。出现这些现象的原因,是因为对于已经熟悉的感觉刺激,我们的神经系统会投入较少的资源来处理;换句话说,一些"本该"对这些刺激起反应的神经细胞被抑制了。但我们已经习惯了这些现象,所以就没有觉得有什么不对。也就是说,我们的意识会对这些差别加以弥补,使本来已经不同的神经活动感觉起来差别并不很大。

意识的这种弥补作用还有很多常见的例子。比如,人们能从由斑点构成的图片中发现人脸或者动物的图案;锤子敲击钉子的声音实际上比锤子敲击的图像晚几毫秒才能传到我们的耳朵,但我们却会感觉为同时发生。脚踩到锋利的石头,痛觉实际上要过数百毫秒才能传递到大脑;但如果我们看到自己踩到了石头,却会觉得疼痛是在接触石头的那一瞬间就已经发生的。

4.4.3.2 时间与空间的错觉

爱因斯坦曾说:时间和空间是人类的错觉。他说这句话,是基于他对相对论力学深刻的把握。但我们普通人在日常生活中,能够察觉时间和空间感知中存在的错觉吗?

爱因斯坦所说的错觉,是指时间和空间其实不像牛顿所说的,是永恒流动、刚性不变、保持线性规律的。但他所描述的时间和空间改变需要两个条件,即可以和光速相比的速度,以及可以产生明显引力场的质量。如果在普通的日常速度和地球引力场的范围中,有没有可能创造某种条件,让人们感受到时间和空间的非线性呢?

有句成语叫做"急中生智",说人们在紧急时刻,往往能够迸发出超乎寻常的智力,迅速完成平时需要很久的判断和操作。对于这种情况,人们一般都把它解释为类似"狗急跳墙",是紧急情况下涌入血液的肾上腺素迅速增强体力的效果。但还有另外一种可能的解释,那就是:紧急情况下注意力的高度集中导致时间感知发生了改变。

为了检验这个假设,科学家们把快速闪烁的数字液晶显示器戴到了自己手腕上。闪烁的速度调节到刚好无法看清数字的程度。然后,科学家们戴着这个闪烁式液晶腕表登上了埃菲尔铁塔顶端,并勇敢地一跳!在自由飞落的瞬间,他们发现自己看清了腕表上的数字!

当然,塔下已经张开了能够安全地承接他们的救生网,这个事先的安排保证他们能活着报告自己的惊人发现。于是,人们开始知道,在紧急情况下,注意力高度集中的瞬间,时间的确发生了扭曲——时间的流逝变慢了!后来,人们用更为温和的实验范式,也证明了类似的结论,即集中注意力可以使主观时间的流速减慢。

类似地,人们还发现,集中注意力可以导致空间产生扭曲。换句话说,中国的古老故事"纪昌学射"中所记载的现象是真实的。当注意力高度集中时,人们感知中的空间会扩张,从而能够看清空间结构中更为细微的东西。

4.4.4　错觉与真实的棱镜原理

前文已经提到,心理学和神经科学的研究已经证实,我们的感觉经验内容是经过脑修饰处理之后的虚拟现实结果。而最近的研究表明,时间和空间的感知结构也是经过脑处理之后的"错觉"。我们知道,时间和空间是人类用以认知世界的框架。现在,从认知的内容到认知的框架,它的真实性和确定性都发生了动摇。那么,我们的认知和真实世界之间的关系究竟如何呢?

如果讨论止于此处,我们就陷入了现实世界版的"不可知论"。托马斯·赫胥黎最初提出不可知论,是为了在不从根本上触动天主教的基石的前提下讨论他的科学。换句话说,它是科学和天主教神学之间的妥协。自从不可知论提出之后,宗教和科学就开始"划江而治",分别主宰精神和物质领域的话语权。这种妥协虽然在中世纪宗教统治的背景下,有推动科学发展的解放作用;但就长远而言,它却导致科学研究在心理学方向上的长期滞后。

显然,我们不愿意在时隔数百年后仍然停留在不可知论之下。那么,关于错觉与真实的关系问题,就有必要在现代科学的基础上提出新的工作假说。

在提出新的假说之前,让我们先浏览一下已有的知识要点。

4.4.4.1　真实、现实与感觉经验

爱因斯坦的狭义相对论指出,我们对世界的观察结果取决于观察者的运动状态。观察者和被观察对象的相对运动速度,决定了观察到的时间进程、空间距离和质量。

人们通常都会热衷于狭义相对论那些炫目的结论,如运动的时钟变慢,运动的尺子缩短,以及质量可以变成能量的 $E = mC^2$ 等结论。甚至政界乃至科学界的许多人,都热衷于应用这个原理来制造大规模杀伤性武器——原子弹。然而,人们在热衷于讨论这些结论,并且试图用它来杀人的同时,却忽略了隐藏在整个狭义相对论背后的,爱因斯坦对世界和人生真相的两个领悟。这两点领悟本身,才是爱因斯坦通过狭义相对论对人类真正的创造性贡献,也是整个相对论大厦的真正基石。

狭义相对论的第一点基本领悟是关于人生的。既然相对运动状态不同的观察者所获得的测量结果,亦即感觉经验必然是不同的,那么就不能说其中哪个观

察者看到的是"正确"的,而其他人看到的则是"错误"的。可以说,所有这些相对不同的观察结果,都是真实世界在某个观察体系内的"投影"。也就是说,对于不同的观察者,他看到的"现实"可以是不同的,但这些不同的现实,都是真实世界的投影,因此并没有谁对谁错。爱因斯坦的这个领悟,推翻了建立在牛顿绝对时间和绝对空间概念之下的对与错、真与假的二元对立人生观,建立了投影现实的相对论人生观。

4.4.4.2 时间与空间的一体性

狭义相对论的第二点基本领悟是关于时空的。在此前的牛顿式科学体系里,时间和空间是独立的、绝对的、不同的东西。它们是一切存在的基本框架。一切事物都在这绝对的时间和空间中存在。然而,自从闵可夫斯基帮助爱因斯坦建立了狭义相对论的闵可夫斯基空间表征之后,三维空间和一维时间就结合成了四维时空,而且这种新的表达方式使得物理学原理变得更加简洁、优美和统一。它把电和磁两种力统一成为四维时空中的电磁场张量,也把质量、能量和动量统一成了四维时空中的动量。按照物理学的传统,这就表明四维时空观是比牛顿时空观更完美、更接近客观真实的认识。

正如在三维空间中,一个物体各个部分的三维坐标可以按照一定的规律发生相互变换一样,在四维时空中,一个事件的四维坐标也可以相互变换。换句话说,时间和空间是可以按照某种规律相互转换的,它们其实就是同一个整体上的部分。每个实体所经历的各个时空点在四维时空中连成一条曲线,称为"世界线"。这是爱因斯坦狭义相对论中最神秘的领悟,它甚至比前面一条关于距离、时间流速和质量的相对性的领悟更加难以把握。这就是狭义相对论给我们提供的全新的四维时空世界观。

狭义相对论世界观也和我们的感觉经验有关。因为我们的空间尺度概念来自它能够排列多少物体,而我们的时间概念来自于序列发生了多少事件。所以,归根结底,我们的时间和空间都是感觉经验中事件的排列,它们的根本性质其实是相同的,都是真实世界在我们的观察体系内的投影现实。每个实体的世界线,实质上代表着由因果关系决定的该实体在四维时空中的投影现实。

4.4.4.3 物质存在的形式

1905 年被人们称为"爱因斯坦的奇迹之年"。在这一年中,他总共发表了 6 篇论文。其中除了他自己的博士论文《分子大小的新测定方法》和一篇与此相关的论文《布朗运动的一些检视》之外,其余 4 篇发表在德国《物理年鉴》上的论文都是足以为他赢得诺贝尔奖的工作。前文所介绍的狭义相对论内容出自其中的两篇论文,即发表于该年 6 月 30 日的《论动体的电动力学》和发表于 9 月 27 日的《物体的惯性同它所含的能量有关吗?》,前者提出了相对论原理,后者导出了后来成为核武器思想源泉的著名公式 $E = mC^2$。

在这一年中,爱因斯坦还就他对微观世界的思考成果发表了两篇论文。5 月 11 日,爱因斯坦发表了《热的分子运动论所要求的静液体中悬浮粒子的运动》,用统计力学的方式描述了液体中悬浮的微小颗粒的布朗运动,为温度的本质是分子的运动,也就是分子的动能,提供了证据。比这篇论文早两个月发表的《关于光的产生和转化的一个试探性观点》,则探索了比分子更为细小的光的本质,认为光实际上是由微小的能量粒子即"光子"组成,且这些光子可以像单个的粒子那样运动。这篇论文大大推进了五年前普朗克提出的量子论,揭示了微观世界的基本特征,即波动—粒子二象性。为此,爱因斯坦也被视为量子力学的奠基人之一。

众多物理学家们的共同努力,逐渐揭开了微观世界的面纱。人们发现,微观世界和我们感受中的宏观世界很不同。首先,在这里,波是粒子,粒子也是波。比如,光是众所周知的电磁波,但爱因斯坦证明,光其实可以看做细小的颗粒。1923 年,德布罗意提出已知的物质粒子必然也都是波。四年之后,戴维孙和革末用双缝衍射实验,证明了电子真的是波。这种二象性的深刻之处在于,作为波的时候,物质的状态并不是唯一确定的,是某种概率分布;而作为粒子的时候,虽然单个物质粒子的状态可以用测量来确定,但多次重复实验却表现出和波一样的规律性概率。

另一方面,海森堡提出,物体的动量和位置不能够同时完全确定,即著名的"测不准"原理。并且,这种测不准并不是由于测量仪器不够精确,而是由物理学规则本身决定的。因此,量子物理学家提出,在测量发生之前,粒子其实处于波的状态,因此它在不同的状态上有符合波性质的概率;测量本身让波表达为粒子,从而产生了作为确定状态的测量结果。

在心理学意义上,所谓测量就是认知通过感官及其延伸物与世界相互作用,从而将非数字化的事件数字化的过程。测量首先需要某种数字规律,通俗而言就是尺度,在心理学意义上,就是把事先准备好的认知标准加诸被测量的非数字化事件。因此,如果用心理学的语言来重新解读量子力学,可以看出它给我们带来了一个关于物质世界存在形式的深刻启示。那就是,我们所认知的物质,其实是真实世界事物在我们的观察体系,也就是认知空间中的投影现实。根据量子力学的世界观,真实世界中的事物是富于各种可能性的概率波。当我们的认知过程通过观察和测量与之相互作用时,它就发生了概率"坍缩",从而在观察体系内投影为某种确定的现实。而我们的感官再进而接受了这些投影现实,从而在意识中产生关于这些事件的认知和感受。

也就是说,世界的真实状态是包含各种可能性的几率波,正是观察过程,也就是认知与世界的相互作用,使"世界波"坍缩成确定的投影现实。这个投影现实只是真实世界中所包含的无数可能性之一。因此,投影现实并不是真实本身,但它也并未背离真实,因为它是真实在某个角度上的投影。正所谓"千江有水千江月"。

4.4.4.4 个体的界线

由于微观粒子以波的形式存在,因此,当两个状态参数完全相同的粒子的概率波存在交叠时,区分究竟是哪个粒子就失去了意义。换句话说,两个粒子通过概率的交叠可以相互交换。这叫做全同粒子的不可区分性。也就是说,在微观世界中,粒子是没有自我的。在当代的物理学"统一场论"中,物理学家试图找到一种通用的粒子,由它能够组合演化产生所有的各种粒子。换句话说,所有微观层面上的差别,其实只是本来没有自我的作用过程排列组合产生的。

时至今日,我们已经知道,像我们身体这样的宏观物体,都是由各种微观粒子排列组合形成的。因此,正如微观层面上的不可区分性一样,我们也都是全同的粒子排列组合的产物,从本质上说,我们都是不可区分的。我们之间的差别,只是粒子排列组合的形式差别,并没有本质的分别。在真实世界中,我们都是相互交叠的概率波。只有在投影现实中,我们才被表达为个体;而我们的认知过程强调了这种区分的感觉经验,于是才产生了自我。

4.4.4.5 质量的意义

物理学中"质量"一词,来自英文 mass,这个词其实含有"大量"、"群集"的意思。有别于表示东西好不好的那个"质量(quality)"。从中文字义上,物理学的质量,代表了一个物体中所包含的"质"的数"量"。那么,这个"质"究竟是什么呢?

牛顿物理学中有两种质量,一种是用来定义万有引力的,即被另一个大质量物体吸引的特性;另一种是用来定义加速度的,即对抗外力推动的特性。这两种质量碰巧完全相等,对此牛顿也无从解释,只是看做巧合。而在爱因斯坦的狭义相对论中,不论是万有引力还是加速度,都无法很好地嵌合到闵可夫斯基四维时空中。为此爱因斯坦思考了十年,终于领悟到加速度和引力的等效性,并引入黎曼的弯曲空间来表征引力场中的四维时空,提出所谓引力,是由于物体的质量弯曲了时空,也就是前文所提及的"世界线"发生了弯曲。爱因斯坦的引力理论在实验的检验中与事实的符合程度超过了牛顿引力理论,从而再次通过了实验检验,证明了它更为接近真相。

根据量子力学的世界观,物质在本质上是由被称作波的各种微观粒子组成的。根据狭义相对论,物质等同于能量。所以,所谓质量,就是一块物质中所包含的、以坍缩了的量子波形式存在的能量的总量。

4.4.4.6　棱镜原理

总结前面所述的科学发现,可以看出生命也是由坍缩质量构成的。换句话说,我们都是在认知空间中坍缩了的能量场。尽管在真实世界中,我们仍然是交叠的概率波;但在我们自己的认知时空中,我们是具有固定形态的、由海量坍缩粒子构成的坍缩质量。这些认知时空中的质量,本身就具有扭曲该时空的能力。换句话说,"自我"越强大,这个认知时空的扭曲也就越严重。这种扭曲把一切由真实世界投影而来的信息,都依照自己的倾向重新扭曲了一遍。这个过程,就好像光线经过棱镜的折射一样。

经过棱镜折射之后,光线不仅会发生方向改变,其色彩也会改变。因此,从根本上说,我们认知空间中所呈现出来的,关于世界和自身的图景,都是经过这个认知棱镜折射之后的产物。从这个角度来说,它不仅是虚拟的,而且还是被系统地扭曲过的。这种棱镜效应,就是我们对真实的感知产生种种错觉的根源。

前面所探讨的三部分核心心理功能,即感知、情绪和控制,组成了人类认知棱镜的三个表面。真实世界中的一切,经由这个棱镜折射,就进入了我们每个个体的认知时空之中。

4.5　生命王国的组织架构

在漫长的演化过程中,生命建立了自己的认知时空,并把真实世界的波函数投影在其中,依照自己的经验、记忆和努力,坍缩成具体的生命结构。这些携带有生命记忆的结构,由于其所拥有的"质量",具备了扭曲认知时空的能力。

在相互交流之中,生命之间产生了相互的影响。交流越多越密切的生命,他们的认知空间也就具有了更多的相似性,从而容易形成对真实世界的"共识"。群居的低等动物如蚂蚁、蜜蜂等,它们的个体质量较小,来自"自我"的扭曲较少,因此更容易在群体的基础上形成集体意识,实现在人类看来非常神奇的分工合作。每只蚂蚁看上去都在随机运动,但整群蚂蚁共同工作的结果,却能够完成宏大的工程如建筑巢穴、攻击敌人、收集食物、养育后代等。越是大型的群居动物,在形成大规模的集体意识方面就越困难。因此,群体中会出现一些在体力、智力等方面较为突出的个体,作为整合集体意识的基础。在狼群、狮群中,狼王、狮王就代表了这样的领导者。这种有核心的集体意识,优点是容易形成和指挥,缺点则是未必能最大限度地发挥群体的力量。

对于前额叶高度发达的人类来说,自我的高度发展,使得每个个体的认知时空都受到了独具特色的强烈扭曲。在这种情况下,可以说每个个体都有成为王者的潜力。但对于狼群或者狮群而言,这种情况的后果将是灾难性的。因此,人类需要教育、文化、宗教等力量的辅助,引导自我按照某种预先设定的框架建立合作关系。这种情况,可以缓解自我扭曲的个体之间必定存在的严重冲突。但另一方面,这些因素又形成了附加的扭曲,使得原本就远离真实的认知空间进一步远离真实。

在接下来的章节中,我们将逐一分析棱镜原理所产生的扭曲现象,并在日常生活和科学研究中,探明这些扭曲的存在。

5　沟通的扭曲（上）

子贡曰："我不欲人之加诸我也，吾亦欲无加诸人。"子曰："赐也，非尔所及也。"

——《论语·公冶长》

中国儒家的圣人孔子，平生教书育人，桃李满天下。据说有"门人三千，贤者七十二"之多。这些门人弟子之中，有几个名字是大家耳熟能详的，其中就包括子贡。

不论从什么标准看，子贡都算得上是孔子的核心弟子之一。尽管孔子在世时，不仅没有给过他几句赞誉，还少不了经常的批评臭骂；危急关头，子贡也经常会质疑孔子的学问究竟有没有用处；然而，孔子去世后，子贡却是唯一一个在孔子墓前筑庐守墓三年的学生，完成了一份儿子对父亲般的孝与敬。子贡在不经意间流露出的经商与外交才能,也足以令当代顶尖的极少数大家难以望其项背。可见,孔子并非觉得子贡不行,只是爱之深,责之切,期望他有更大的学养与建树。

然而,这样的一位优秀的学生,当他提出"我不愿意别人那样对我的话,我也不愿意那样对别人"时,孔子的评语竟然是:"子贡啊,这件事你做不到啊!"

对于这样一条我们今天的人都觉得应当如此的标准,孔子为什么会说子贡做不到呢?很显然,如果当年的子贡做不到,今天的我们能够真正做到的,也必定不会有很多人。那么,这里边的问题究竟出自什么地方呢?

5.1 引言

如果一辆无人驾驶汽车所有的摄像和感应装置都坏了——也就是说,它的摄像头、感应雷达、GPS统统罢工了的话——肯定没人敢做它的乘客,除非这个人索性想自杀。尽管此时这辆车的驱动和控制功能都完好无损,也还是没人敢去坐。一辆具有完整运动能力却没有任何关于环境信息传入装置的汽车,无异于一部杀人机器。不管被杀的是它的乘客,还是周围的路人,出事故是迟早的事。

幸而,在漫长的进化过程中,生命从来没有试过只有运动功能而没有感觉功能——哪怕是最原始的单细胞生物,也会对环境中的变化做出反应。生命必须对它环境中最常见的变动具有足够的敏感性,否则的话,就犹如雨后公路上被轧成两段的蚯蚓,只有死路一条了。

高等动物对环境的感知,来源于它们的感觉器官。如同前文所述,我们的感官搜集环境信息,并把它变成每秒钟数以百万计的电脉冲,经由无数的神经纤维,传递到它的第一级处理中枢——神经节或神经核,也就是大量神经突触的集散地。在这里,这些电脉冲分别引起各自突触中所含的神经递质的释放,并在被分解、回收或者中和掉之前,结合上它想要找的受体分子,进而启动受体所在细胞的新过程——能够让特定的离子通过的蛋白质即离子通道的开放引起的电位高速改变,或者细胞代谢变化引起的电位缓慢改变。这些过程叠加在一起,决定了这个细胞是不是也要放出一个电脉冲来响应刚刚传进来的信号。这个过程中,许多细胞传过来的脉冲的效应会互相影响,互相叠加,没有人说得清楚一次特定的感觉传入脉冲究竟能不能引起下一个细胞的脉冲,或者能引起怎样的脉冲。当然,在统计上,这个响应肯定是有规律的——这就是神经活动变得有点像微观量子活动的地方。统计上可靠,个例上偶然。

但在我们的日常经验中,却似乎并没有觉得有这种情形。如果在马路上开车的司机,对于旁边靠近过来的人或者其他车辆有时候能看见,有时候看不见的话……这样的量子效应,后果很惊悚。

显然,如果高等生命依靠这样的方式来感知世界,那么我们的交通随时都有可能乱成一团。事实上,交通的确经常会乱成一团,但并不像量子效应所预计的那么经常。这个事实说明,假定我们坚持神经系统是感知世界的枢纽装置这个假说,那么很显然,神经系统找到了一个补救措施,能够纠正单个神经细胞反应的这种量子化了的倾向。

5.1.1　神经学习律与细胞群落反应

正如前文所提到的,海布曾经提出了神经学习律。也就是说,神经系统中相互之间有突触联系并且发生了同时放电的两个细胞,该联系会得到加强;反之则会受到削弱。这个学说后来得到蒲慕明教授的进一步发展,提出只有当两个细胞放电活动在时间上足够接近,并且突触前细胞略超前于突触后细胞时,突触才会得到明显的加强;如果突触前细胞放电落后于突触后细胞,那么突触联系反而会被削弱。蒲慕明教授用丐帮召集弟子的例子来说明其中的社会属性。当丐帮遇敌,紧急召集弟子迎战时,当然是开战前赶到的弟子会被记为有功,而且越到战事胶着的紧要关头,新赶到的弟子则越有可能让战局走向胜利,从而被记大功;反之,在战事结束之后才赶来的弟子们,则可能因为懈怠畏敌而被记过,特别是那些战事刚刚结束时喘着粗气赶来的弟子,有可能被认为投机分子而记大过。这个现象被称为"时间依赖的可塑性"。

在这个基础上,海布的另外一项预言——细胞群落现象——也被电生理研究所证实。由于经常同时放电的细胞之间联系会加强,因此某些经常发生的环境刺激会引起一群逐渐稳定的细胞对它发生特定的反应。这群细胞由于加强了的相互联系,因而很容易触发稳定模式的群体反应。这就在相当程度上减少了由于单次感觉刺激引起的单个神经细胞随机反应所带来的不确定性。

通常,任何一个环境变化,都不会仅仅被一个神经细胞所侦测到。总会有一小群细胞同时侦测到。此时尽管其中每个细胞的反应都带有量子式的随机属性,但细胞群落的存在,就使得细胞群体的反应不会出现很大的偏差。

毫无疑问,对于从来没有经历过的环境变化而言,个体的第一次反应通常是很难预测的。这个不确定性,与细胞在未建立群落反应之前的不确定性可能有很大的关系。但随着类似的变化反复出现,神经系统很快就建立了相应的细胞群落,从而把反应相对稳定下来。在行为上,个体也相应地适应了环境的这种变化模式。

5.1.2　适应的利与弊

这种"适应"性的反应究竟是利还是弊呢？从公共交通而言,或许利要多一些。熟练的驾驶反应,可以帮助驾驶员避免很多混乱和事故。然而,事情都不能推向极端。正如"淹死的多是会水的"那句老话,过于熟练而忽略了对环境实际情况的观察,可能会导致很严重的事故发生。

在神经科学研究中,有一个重要的现象：首次出现的环境改变或行为活动,通常都伴随着大量的神经细胞活动；但随着对这种改变模式的适应和行为方式的熟练,参与该过程的神经细胞数目就会大幅度减少。也就是说,大脑在利用少量细胞形成群落式反应之后,就腾出大部分神经细胞,用来分析可能的新变化去了。

这个现象,在某种意义上,等效于前面所分析的量子波函数坍缩过程。真实世界中丰富的可能性,由于经验的作用而坍缩成了相对有限得多的细胞群落反应。由于我们对世界的认识完全来源于神经系统,因此这种坍缩了的细胞群落反应,实际上就是我们对真实世界产生扭曲认识的重要根源。

在本章中,我们将分别从认知、情感和知觉三个方面,探讨这种扭曲存在的证据。

5.2　认知扭曲

我们每一个目前已知的生命都在物质身体的基础上运作。物质身体好比电脑的硬件。尽管它所表现出来的功能都需要软件的操作才能实现,但没有了硬件,再高明的软件也无法运行。然而,随着计算机和网络技术的发展,软件与硬件之间的这种依从关系也变得似乎不那么明晰了。例如虚拟现实、虚拟机和云计算等,就显得有些突破了这种硬件依赖性。

在虚拟现实当中,人们似乎可以不再依赖真实的环境,就可以体验和探索某种预先设定的场景,甚至还能和场景互动。为了安全的需要,人们可以在电脑的操作系统中"虚拟"出一台电脑的运行环境,然后在上面安装各种软件并运行来解决问题。但这个电脑实际上是不存在的,它的所有"硬件"都是在母体电脑的软件系统中模拟出来的。因此,一旦关闭,这个虚拟机中的所有内容就都将消失无踪。除非操作者有意想把某些结果引出来加以保存。

在云计算中,我们可以把需要做的计算任务提交给云系统,让系统自己去安排加以计算。提出要求的人可能完全不知道这个任务究竟是在哪里算的或者是怎么算的,他关心的只是最终输出的结果。那么,这些看似不再依赖硬件的情形,真的实现了对硬件的完全不依赖吗?

如果仔细分析一下情况,就知道所谓虚拟现实,尽管体验者所体验和互动探索的环境不是真实的,但它的存在却依赖着某些硬件的运算功能。也就是说,尽管这个虚拟的"现实"并不存在,但它却是依赖某些实际存在的东西计算出来的场景。虚拟机同样也是如此。尽管它从开机、运算到关闭的整个过程都没有特定的硬件,但它却依赖另外一个真实存在的电脑的操作系统,后者却是依赖硬件的。至于云计算,尽管提交任务者并不知道是在哪里或者怎么算的,但这等同于鸵鸟埋头,因为这些计算是用某些"云服务器"实现的,这些联网的云服务器都货真价实地依托着硬件,只是高速互联网使得这个计算过程发生的位置变得难以确认了而已。

这种逐渐变得广域化、变得看似对硬件依赖度下降的趋势,在生命的进化过程中也同样是普遍存在的。

5.2.1 物质身体与感觉能力

5.2.1.1 低等生命的感觉与反应

早期的单细胞生命,它只有有限的物质身体——细胞本身。它的感觉与反应是一体的。细胞某一部分受到刺激,就会同时做出相应的改变加以对应,同时在必要的情况下启动全细胞过程以适应环境变化。我们无法确定这些生命是不是有"意识",但可以确定的是,它不必"知道"自己遇到了什么,因为不论遇到的是什么,它都顺手解决掉了。当然,这里的前提是能够解决掉。对于解决不掉的情况,细胞可能就会受损,进而做出适应性的改进。改进成功的细胞,就发生了进化;改进失败的细胞,就消亡于天地之间了。它的组成物质也回到了生命基质的源头,重新成为新的生命的一部分。

早期的生命,表现出的是彻底的洒脱。如同李白在《侠客行》中所描绘的剑客:"十步杀一人,千里不留行。事了拂衣去,深藏身与名。"

5.2.1.2 高等生命的感觉

生命进化到高等多细胞形态之后,机体各个部分之间靠各自的简单反应便开始不足以最大限度地适应环境。因此,高等生命进化出了脑,并进一步划分为前文所述的认知、情感和现实知觉三大核心功能。这些核心功能的共同基础,仍然是物质身体在进化过程中架构起来的感觉能力。

从前文中所说的视觉的例子可以看出,进入意识水平的视觉是经过大脑加工修补之后的产物。一个由功能残缺不全、配比不均的视网膜所记录的影像,能够修补成我们意识中所见的完整、平滑、色彩丰富的视觉印象,可见大脑在此过程中所做出的加工修补程度之巨。如此水平的加工过程中,究竟经历了怎样的扭曲呢?由于我们所能依仗的只有视觉知觉本身,因此甚至连想检验一下这个问题都做不到。换句话说,只要视觉加工过程中保持了环境信息在逻辑上的一致性,我们就无从发现其中存在的任何问题。

虽然如此,但其实还是有一些很熟悉的现象被人们所忽略。例如,早在牛顿时代就发现的日光分色现象,亦即看上去的白光实际上是由一个连续的光谱所构成的;如果用红、绿、蓝三种色光按一定比例混合,也可以模拟出实际上是一整个连续光谱构成的白光;任何两种或多种色光如果按一定比例混合,就能够模拟出其他多种色光,等等。换句话说,我们每天所见的颜色视觉,完全都是骗人的——我们其实看不出它究竟真的是那种颜色呢,还是由其他几种颜色混合出来的。

其他经常出现的视觉错觉,还包括诸如相邻色块之间的对比增强,以及对线条长短是否相等的判断受到由该线条所参与组成的形状的影响,等等。

与视觉相比,听觉在分辨上比较不容易受骗一些。例如,我们可以很容易地判断出交响乐中,参与演奏的各种乐器——假如我们对这些乐器足够熟悉的话,而不会把同时演奏的两种乐器混听成第三种新的乐器,或者把同时在演奏的两个不同音高的音符混听成第三个音高,等等。然而,听觉在空间判断上仍然容易受骗。因为我们的耳朵是依靠双耳时差来判断声音来源的方位的。如果人工地制造双耳时差,就能欺骗耳朵关于方位的把握。这也就是立体声音响能够逼真的关键。

相对许多高等动物,人类的嗅觉和味觉并不发达,所以就更容易受骗。这两种化学感觉所敏感的是化学分子的结构特征。某些特定结构特征的化学分子能激活相应的受体,从而产生嗅觉和味觉。然而,人工合成的某些分子,也能够模拟出原本天然产物的气味或味道,所以各种香水和食用调味品才能大行其道。

身体感觉是经常被当代人们所忽略的部分。实际上,身体感觉是高度复杂而精细的,并不是只有温度觉、触压觉和痛觉这样简单的几个模态。遍布体表和内部组织的大量神经末梢,都在不断地搜集身体和环境的信息。在原始人类中,由于技术的落后,人们还需要经常利用这些功能来辅助完成日常活动,因此身体感觉相对还比较发达;而在视听媒体和技术高度发达的今天,大部分日常活动都已经变得高度流程化,因此人们对身体感觉也随之而日益生疏。这不得不说是当代人类许多健康问题的重要根源。

从研究比较深入的痛觉来看,身体感觉同样处于严重的扭曲之中。许多本该很痛苦的刺激,并没有引起足够的疼痛反应;而一些本来不应该存在、或者本该很轻微的刺激,却导致了强烈的痛苦。由于痛是实实在在的许多疾病的感受,因此对痛觉的扭曲导致了严重的健康问题,这个问题至今都未能得到完全解决。

5.2.1.3 感觉的定位

感觉形成过程中,对生命影响最大的,就是关于感觉定位的感受。例如,我们一眼望去,会感受到我们面前各种事物的远近和空间分布。即使看的是电视屏幕上的图像,或者纸上印出来的照片,也能产生这种距离和空间判断。如果闭上眼睛倾听,也能大致区分不同声音来源所在的方位,甚至能根据经验判断出它们的距离。传说中,武林高手可以听风辨形,从而避开来自视野之外的进攻,就是对这类听觉空间判断能力加以训练强化的结果。

在野外生存中,遇到猛兽时的一个重要措施,就是要设法迂回到它的下风头。这是因为在捕食动物中,如狮子、老虎、豹子、熊等,许多都拥有敏锐的嗅觉,能够凭此追踪猎物或敌人的位置。如果猎物位于它的上风头,那就等于直接宣告"我在这里!"一样。所以,有经验的人会想办法迂回到下风头,从而摆脱捕食者那敏锐嗅觉的追踪。具有分叉舌尖的蛇,甚至可以凭借它来感受空气中少量化学分子的分布差异,从而借助味觉来辅助判断猎物的位置。尽管对于人类来说,这是难以想象的,但在自然界却都是实际存在的现象。而在海中,鲨鱼也可以借助海水中极其稀薄的某些分子,来判断食物的方位并加以追踪。

躯体感觉尽管不具有远距离感觉的能力,或者至少在大部分人、大部分情况下不具有对远距离环境变化的知觉,但对于近身的刺激,仍然能对其作用位置加以判断。尽管有些时候,这样的判断是不精确的,甚至可能是误导的。例如内脏痛的例子。和皮肤那种对于尖锐的切割和烧灼高度敏感的痛觉不同,内脏对这些极少碰到的情况并不敏感;相反,他们对牵拉和化学刺激很敏感。因此任何能够引起内脏痉挛、牵拉、或者产生化学变化的刺激如酸、缺血等,都会引起强烈的内脏痛觉。然而,这些痛觉的定位往往非常不清楚,甚至在主观上会觉得是身体表面某些部位在疼。这可能是因为在进化上,最常见的危险都是外来的,因此体表的感觉定位就变得非常准确;而对内脏的伤害,大部分也是经由体表的打击造成的,因此它的定位仍然偏向于具有直接感觉经验的体表。

5.2.1.4 感觉定位的产生

从上节的讨论可以看出一个重要问题,那就是感觉定位来自于经验。生物对于自身周围事物的位置,来自于多种感觉联合作用的经验。例如,躯体表面刺激的定位,来自于视觉与躯体感觉的联合。正是由于我们在"看到"蚊子叮咬自己的同时,也"感觉到"了某个部位被叮咬,于是视觉印象和触觉印象就产生了联合效应,从而触觉定位能力就产生了。近身空间中物体位置的空间定位,则是由我们与环境的互动,配合视觉的确认而形成的。新生儿对周围物体的视觉捕捉能力并不强,对手足运动的控制也不佳。然而随着时间的推移,手足所及的空间与视觉的配合,建立了关于近身空间的定位感与视觉知觉的关系,从而能够准确地确认附近任何物体的位置。再通过个体的运动和移动能力,进一步建立中远距离的空间定位体系。因此,在心理学上,视觉与身体感觉的联合作用,是空间定位形成的重要因素。

听觉的定位能力也与此类似。借助视觉和身体感觉的帮助,听觉也可以建立良好的空间定位体系,从而产生类似"听风辨形"之类的神奇武功。其实这种情况完全不神奇,是反复的训练使个体建立了高度严密的听觉空间定位辨别能力。按照中国文化的说法,这种通过反复训练建立的能力,就可以称之为"功夫"。

5.2.1.5 感觉定位的中心及其消失

从上节所述的过程可以看出,这类感觉定位体系的建立是以"自己"为坐标参考系的。所以,在各种文化中,感觉定位都可以描述为上、下、左、右、前、后。或者更严格地定义成东、西、南、北、上、下。两者的区别只是前者以视线面向为基准,后者以地球物理面向为基准。但其他所有的相对坐标,仍然是建立在以"自我"为中心的基础上的。

如果严格推敲起来,这个"自我"究竟在哪里呢?按照感觉定位形成的过程,很容易就觉得作为"感觉者"的自我就在所有感觉的"背后"。那么,身体感觉的背后就在这个身体之内,视听嗅味觉的背后就在这个颅腔之内。所以,直觉上,当代人类会把自我定义在脑干前端所在的位置,也就是除了身体感觉之外的所有其他感觉"背后"的交叉点上。而更加重视身体感觉的古人类们,有可能会觉得全部身体感觉"背后"的中心,也就是心脏附近的位置,是自我的所在。其他高等动物尽管不一定有明确的"自我"观念,但这种空间定位体系的建立,以及由此而确认自己与其他物体的空间关系,这一过程仍然是相同的。

然而,建立起社会生活的人类,在互动的过程中就有可能会留意到一个事实,即每个人对空间物体所建立的定位体系都是独特的,相互之间是有所区别的。那么,究竟哪个体系才是"对"的呢?可以想象,在某个独特的时刻,人类个体的空间认知产生了一次飞跃:他忽然意识到,空间定位其实不必以自己为中心,而是可以以任何一个参照点为中心。因此,空间定位也可以是无中心的!

这次飞跃,在心理的进化上,不亚于生物进化中从高等灵长类到人类的飞跃。这次空间认知上的飞跃,为人类众多科学理论的建立,如几何学、现代物理学等,打开了大门。

在人类和高等动物的大脑中,有一个称为"海马"的奇特结构,它具有对空间变化产生反应的能力。具体的说,它是对个体在一个有限空间内的相对位置,包括与该空间中一些重要物体之间的相对位置起反应。这个现象被通俗化地称为"海马地图"或"海马定位系统"。有关研究甚至还获得了诺贝尔奖。虽然看上去,海马各个细胞的联合反应非常像一张信息量高度丰富的地图,但它们各自所做的,其实是设法在个体与附近其他重要物体的相对位置方面建立一个反应模式,从而可以方便地标记出"自己"与所发生的一切之间的时空关系。这也就是为什么海马同时还负责"情境记忆"的建立的原因。

有趣的是,在海马周围还有一大片被称为"内嗅皮质"和"嗅旁皮质"的结构。这些结构的功能,其实大部分与嗅觉关系貌似并不密切;它们中有大量所谓的"网格"细胞,可以周期性地对空间变化作出反应。也就是说,如果你在某个位置看到一个细胞,对空间变化有一种特定的反应,那么你沿着某一方向一直走下去,就会遇到第二个具有同样属性的细胞;再走下去,然后是第三个、第四个……

如果读者对视觉皮层的功能比较熟悉,就会认出这里的网格细胞对空间变化的反应,很像是初级视觉皮层对基本视觉信息如颜色、方位、朝向等的反应方式。只不过在视觉皮层,人们把这种现象称为"皮层优势细胞柱";而在此处,这个现象被称为"空间网格"。如果在这个发现的基础上做一个大胆的推测,这些网格细胞,可能就是空间定位由自我中心向相对中心发展的关键。

5.2.2 认知活动

给认知下定义本身就是一个近乎不可能的任务。如果浏览百度或者维基的定义,可以看出它们笔下的认知几乎包括了所有高等心理功能。例如,百度百科提出:"认知也可以称为认识,是指人认识外界事物的过程,或者说是对作用于人的感觉器官的外界事物进行信息加工的过程。它包括感觉、知觉、记忆、思维、想象、言语,是指人们认识活动的过程,即个体对感觉信号接收、检测、转换、简约、合成、编码、储存、提取、重建、概念形成、判断和问题解决的信息加工处理过程。在心理学中是指通过形成概念、知觉、判断或想象等心理活动来获取知识的过程,即个体思维进行信息处理的心理功能。"维基百科所给出的定义也大同小异。

这样定义出来的认知形同虚设——万能药基本可以肯定是骗人的,这一点已经得到了几乎全社会的公认。如果真的想讨论一些关于认知的有实际意义的现象和结论,就不能搞一个大而无当、涵盖一切的定义。在本章中,我们所讨论的是一种比较限定范围的认知,指那些以思维活动为中心的高等心理活动。

按照这样的定义,人类的认知的确可以卷入百度和维基所提及的所有过程——需要注意的是,本书所定义的认知不是那些过程本身,它仅仅是卷入了那些过程。

5.2.2.1 认知的作用

认知,或者说思维的核心作用是推演。它可以使用多种形态的语言。可以是已经建立成熟的任何一个民族的语言,也可以是图像语言,甚至在某些情境下——例如计算机系统中,它可以是人工定义的语言。思维过程中使用的元素,都是从各种高等心理过程中产生的内容,例如概念、感觉、经验、记忆等。通过运用这些元素,再依据一些特定的规则加以推演,人们就能够借以进行对复杂情况的判断,也就是对于复杂体系未来走势的预测。

可以说,预测未来,从而引导当前的决策,是认知最重要的作用。

在早期的人类群体中,不论是判断野果成熟的时间以便筹划采摘,预判猎物的运动方向以便捕获,还是预计播种、处理和收获农作物,都需要这种对未来的预测。随着人类生活的环境日渐复杂,这样的判断所需要考虑进去的因素也就越来越多。因此,思维也就变得日益重要。发达的文明中,甚至为此而建立了类似哲学和科学这样的完整理论体系,用来指导、规范和辅助判断过程。随着思维过程的日渐繁复,思维在人类的心理活动中的地位也就变得越来越重要,并且逐渐成为心理活动中占据核心地位的活动。

据说,数百年前的欧洲人,思维在心理活动中所占的地位还远远不如今天重要。所以,今天我们以为想当然的思维中心论,可能其实并非本来如此。所以,认知活动这个中心地位,很有可能是"抢占"来的。现代人不了解这个历史,以为思想理所当然的是生命的中心。对生理学、心理学和神经科学研究的不当解读,也加剧了这种认知中心论倾向。例如,说负责认知思维的前额叶是大脑中最后发展起来的区域,用这个证明它是人类最重要的功能。实际上,这个事实仅仅说明,思维能力在现代人类得到了长足的发展,但这并不足以说明它是心理活动的必然中心。

5.2.2.2 认知的短与长

思维在心理活动中究竟占怎样的地位,应当由我们这些自己就拥有思维的人类亲自观察,而不是借助其他现象来推论。如前所述,我们所定义的以思维为中心的认知活动,其最重要的作用是预测未来以引导当前的行为决策。因此,这样的认知在日常心理活动中毫无疑问地起着重要作用。

然而,正是由于它具有这样重要的作用,我们才会把它视为核心,并给它冠以"自我"的身份。如果观察我们自己的心理活动,就会发现我们把刚刚产生的想法、猜测和决定宣称为"我的想法"、"我猜测"和"我决定";而如果有人居然质疑了它们,就很可能会遭到我们的强烈反击。由于认定这些是"我的"想法,所以我们会额外努力地去维护它们的正确性,仿佛想法的错误就等同于我们的存在遭到威胁一般。因此,为了保护自己想法的合理性,我们经常会设法攻击和贬斥与自己不一致的想法。

认知活动中,有些是我们自己比较容易觉察的,有些则像是隐藏在下意识中进行的。其中的外显部分所运用的规则,我们通常称之为"逻辑"。经过若干个世纪的发展和教育的努力,"合乎逻辑"已经成了人类思维活动的默认准则。然而,我们更多地是运用逻辑去找到与我们不同的想法的漏洞;对于自己的想法,则努力用逻辑加以辩护。这就导致人类经常会犯的一个误区——以击败对手而不是探讨事实真相为辩论目的。在古希腊、古印度甚至古中国,辩论失败的后果通常都比较严重。这也加剧了逻辑运行中的自我造成的负担,进一步增加了逻辑推演失败的可能。

逻辑推演为什么会失败?因为逻辑是运用类似概念的元素组块进行的,而这些组块本身都取自于心理活动的经验,它们的边界并没有绝对清晰的分割。在数学上,如果 $A = B$,$B = C$,那么我们就可以推演出 $A = C$。这是因为此处 A、B 和 C 都是完全精确定义的元素。但在实际的推演中,用作元素的组块并不像字母这样能够完全精确定义,因此说两个组块等效,只是在不太靠近其边缘的地方才比较准确。因此,真实情况下的逻辑通常是近似而不是相等的关系。这样,在经过复杂的推演之后,原本严密的逻辑规则,就可能由于在每次推演时所用的组块边界并不完全精确地相同,而导致逻辑上出现误差。这种误差积累到一定的程度,就有可能导致错误的结论。

在辩论中,我们用来击败对手的手法,通常就是给对方的逻辑结论找到一个反例,也就是位于元素组块边缘附近,刚好能导致错误出现的实例。这样的反例通常具有极大的说服力,能够迅速地击倒对手。然而,我们通常不会试图用反例来检验自己的逻辑过程。因此,辩论的过程,通常较量的是谁能够最快地找到对方结论中的反例。先找到反例的一方通常就能够取胜。所以,看似严密的逻辑论辩,其实在很大程度上也是一种诡辩——因为它探讨的并不是事实的真相,而是对手的漏洞。

实际上,在现代科学研究中,元素组块的这种边缘模糊的倾向非常明显。例如,在生物学或医学研究中,我们说某种物质具有某种生物学或药理学作用,其实这个结论通常都有一定的"有效率"或者"效应量",在统计上也是在一定的概率之内正确。然而,在进一步的逻辑推演中,我们往往就忽略了最初构成元素组块时包含的效应量和概率信息,而把它当作可信的论据开始下一步推理。这也就是为什么临床医学中常常会发生这样的情况,即拥有可靠的实验室证据的新药,在实际治疗中效果并不理想。

5.2.2.3 认知的幕后推手

如果我们能避免把思维当作"自我"来看,那么或许就不会那么看重于保护自己思想的正确性。那时,我们或许就能够用检验对手逻辑的同样方式来检验自己的逻辑过程,从而发现里面存在的问题。这样的做法本身,就能避免大部分认知活动的错误。

我们的结论真的是"我们"想出来的吗?这个问题,粗看起来可能很奇怪。但如果了解了前面所说的逻辑中的漏洞,就可以知道,同样的组块材料,同样的逻辑规则,很有可能导致并不相同的结论。做到这一点并不难,只要在每次推演时,稍微挤压一点元素组块的边界就可以实现。从这个角度来说,我们在思维时,那个结论其实已经在"推动"我们的推演过程,促使我们相应地挤压元素组块边界以倾向于得出它。所以,每当在这种情况下,实际上是结论的倾向在推动我们的逻辑过程。

除了精准的数学逻辑之外,大部分逻辑过程都无法避免这种先验结论带来的影响。在科学术语中,我们称之为"假说"。在有假说推动,并且推演者愿意接受这个假说的情况下,逻辑上最终导致假说成立的机会就要增大许多。在模糊程度较高的生物学、医学和社会学等领域,假说的驱动力会上升到很高的程度。因此,乐于接受哪一种假说,其实是我们认知活动幕后的重要推手。从这个角度上来说,思维并不是一个称职的"自我",因为它做不了主。在精确的情况下,它的结论完全取决于客观条件;在模糊的情况下,它的结论又大大地受制于先验的倾向。从这个角度来说,思维,至少是我们所熟悉的这种思维,并不是我们真正的主人公。

5.3 情感扭曲

在莎士比亚的名剧《罗密欧与朱丽叶》中,罗密欧和朱丽叶二人一见面就被彼此深深吸引,并愿意用全部的生命去完成这份爱情。读者在感动之余,内心也深深地为这份爱所触动。这种发自内心深处、无法用理性解释的触动,就是情感。

在整个人类历史长河中,人们似乎都在歌颂爱情。甚至从印度到欧洲的宗教,也常以爱作为神的特征。我们的先民们似乎已经觉察到,爱在心理活动中是超越了思维层面的存在,因此赋予它更高的地位。在当今理性至上的科学时代,唯一有可能突破理性局限的,就是爱本身。因为纯粹情感的爱并不来自于逻辑推演,而是起于内心深处的呼唤。因此,它也成了印度和欧洲宗教中,人类接近神的最重要的途径。

然而,由于以思维为中心的认知活动的存在,爱似乎或多或少地会受到个体和社会认知的影响,从而偏离了它原本高尚的本源。同时,人类心理活动之复杂、层次之多重也是超乎想象的。下意识当中,诸多的推演也会产生种种看似内在的驱动力。这些也都导致爱这一最纯粹的情感的表达受到多种因素的扭曲。

因此,为了了解情感的根源,我们首先要了解其他具有类似表现的驱动力。它们通常被称为情绪。

5.3.1 情绪的分类

随着生物的进化,生命开始表达出对环境的本能判断。这些判断不需要动用理性,而是启用下意识的过程,并且在很短的时间内完成。它可以看作单细胞时代开始就具备的趋利避害能力的进化升级版。情绪的意义,在于它可以让个体本身完成某些应变准备,并促使个体意识到可能有某些变化发生。同时,它还可以提醒周围的同伴,留意到可能发生的环境改变。因此,情绪具有自警和互警作用。从这个意义上来说,情绪的存在超越了以思维为中心的自我,甚至超越了以身体为中心的个体。可以说,它是为更大的生命存在形式而生的。

中国文化中，把情绪称为"情志"，并且有七情五志之说。七情指喜、怒、哀、乐、爱、恶、欲，一说是喜、怒、忧、思、悲、恐、惊；五志则指喜、怒、忧、思、恐。在西方心理学中，传统的看法认为基本情绪有六种，分别是愤怒、恐惧、惊讶、厌恶、快乐和悲伤。而杰克等在2014年根据表情分析所做的研究表明，愤怒与厌恶、恐惧与惊讶分别具有共同的初始表情，只是在后来才发展为不同的表情。因此，最基本的情绪很可能只有四种，即喜、怒、哀、惧。

如果再进一步考察，就会发现这些情绪基本上只有两种指向，即趋近和回避。这再一次说明，所谓情绪，很可能就是生命从单细胞时代开始的趋利避害行为的升级版。用具有中国特色的说法来描述，情绪也就是好恶。

根据《论语》记载，孔子最得意的学生颜回曾经有一次问老师："敢问崇德、辨惑？"孔子给了他一个很妙的回答："爱之欲其生，恶之欲其死。既欲其生，又欲其死，是惑也。"孔子先不谈什么是德，而是指出了我们经常体验到的一种状况：对一个人可以又爱又恨。爱起来希望他好好地活着，恨起来又恨不得他马上死掉。孔子说，你看，这个就是"惑"。

孔子不愧是伟大的老师，他用这个日常就能够体验到的实例告诉我们，这种基于个人好恶的趋近与远离，也就是种种基本情绪，正是造成我们内心扭曲，导致看不清自己真正的内心和真正的愿望的根源。孔子的画外音就是：如果你有本事把这些惑去掉，那么就有资格谈什么是德了。当然，作为"闻一知十"的顶级聪明学生颜回，也用不着老师把话说的那么直白，想来是当场就领会，回去照办了。

5.3.2 情绪相关的脑活动

人们至今不知道，情绪的主体究竟是什么。但神经科学的发展，却为理解情绪的过程带来了不少新的证据。例如，本书前面所讨论的核心心理功能中，情绪功能就是以前脑后部结构为代表的重要核心功能。

5.3.2.1 大脑的偏侧化

1861年，法国医生皮埃尔·保罗·布洛卡考察了一个"失语"患者，这个外号叫"谈"的病人，因为左侧大脑受损，导致无法用语言说出自己的意思，但理解语言并没有障碍。"谈"是他仅有的能说出的几个字之一，所以成了他的外号。布洛卡认为，左侧额叶的这个区域与说话有密切关系，后来这个区域也就被称为布洛卡区。这大约是最早的证明大脑某些功能有可能集中在一侧皮层上的证据之一。这个现象被称为"大脑的偏侧化"。

20 世纪 40 年代,为了在治疗癫痫的手术中减少副作用,神经外科医生维尔德·潘菲尔德和神经科医生赫伯特·贾斯伯发展了一种大脑功能定位图谱技术。他们用微量电流刺激一小块皮层,引发运动和感觉反应,结果发现了身体的感觉和运动是由对侧特定大脑皮层区域支配的这一现象。由于这个现象在不同个体之间相当一致,他们据此提出了脑内存在感觉小人和运动小人的概念。

到了 20 世纪 60 年代,美国心理学家迈克尔·加扎尼加和罗杰·沃尔科特·斯佩里的裂脑研究,为大脑偏侧化提供了更细致的证据。当时对于顽固的严重癫痫,采取了一种切断胼胝体的外科疗法,从而将左右脑之间的大部分纤维联系切断。这个手术后的患者表现出许多非常有趣的行为现象,从而让这两位心理学家发现了每一侧大脑在各种感知觉与认知过程中的不同贡献。他们最主要的发现之一,就是右侧大脑半球尽管具有基本的语言处理能力,但却经常没有任何语义或语法方面的能力。

5.3.2.2　情绪功能的偏侧化

自从现代功能脑成像技术发展起来以后,有关大脑功能偏侧化的研究有许多都采用了功能成像的结果作为依据。有研究表明,情绪功能也存在一定的偏侧化倾向;其中左侧半球活动增加与正性情绪状态有关,而右侧半球活动增加则刚好相反。从这些证据看来,似乎负责语言与逻辑的左脑与正性情绪有关,而更偏向审美和图像感知的右脑,则与负性情绪有关。

然而,针对情绪的重要中枢杏仁核复合体所做的研究表明,两侧杏仁核主要参与的都是负性情绪的信息处理。正性情绪似乎在其中没有引起多大的波澜。相反地,脑内的内源性阿片系统、5-羟色胺系统等抑制躯体负性感受的神经递质,以及多巴胺系统等这些参与前脑前部趋向性反应的神经递质,却似乎与正性情绪有重要的关系。而被阿片和 5-羟色胺抑制掉的负性躯体感受,如痛觉,正是能够导致负性情绪的重要来源。

从这些神经化学研究的角度来看,似乎最基本的情绪几乎都是负面的。来自环境的各种刺激,或者本身带有伤害性或威胁性,或者由于其强度的增加而导致了潜在的伤害性和威胁性,都会带来负性情绪,激活杏仁和前脑后部的情绪结构,从而产生回避反应的效果。某些被个体认为有利于自己的环境改变或刺激,有可能激活前脑前部的趋近系统。但这个系统单独激活所产生的并不是快乐,而是某种带有焦虑色彩的活动。仅仅是由于这个系统经常与某些能够引发正性情绪的事件同时存在,因此被认为代表快乐。

事实上,从成瘾研究的成果可以看出,多巴胺通常与其他能够产生快感的药物如吗啡等的使用相伴随而出现,表明它实际上代表了对吗啡等药物所致欣快感的内在追逐。当人们为了某个目标而茶饭不思时,恰好是这种内在追逐发挥作用,也就是多巴胺系统作用的表现。而一旦目标成功,就会切换到目标实现本身所带来的快感机制——例如成功地品尝到了美味。此时,多巴胺系统的活动反而开始下降了。

因此,尽管前脑后部代表的几乎都是负面情绪,前脑前部所代表的也并非正面情绪,它仅仅代表了对某些状态的追逐。左右半球的情绪偏侧化色彩是否也有类似的情况,还有待进一步考证。

5.3.3　情绪带来的扭曲效应

5.3.3.1　情绪对感觉的影响

当情绪改变时,我们所感知的世界也发生了改变。最著名的现象,就是在抑郁的人看来,世界都失去了色彩。而在一个快乐的人眼中,世界充满了无尽的丰富多彩。从表面的感觉来看,似乎抑郁者的世界缺少阳光,而快乐者的世界充满了阳光。其实,阳光普照,她不会偏向任何人。是情绪本身扭曲了个体对环境的感受,所以才产生了种种的感受差别。

情绪影响感受最切身的例子,就是抑郁对疼痛感觉的影响。从人群中的发病比例来看,受抑郁影响的人,慢性疼痛的发病率比普通人群要高出四倍。也就是说,如果受到长期的抑郁困扰,那么有很大的可能性,会罹患某种慢性疼痛性疾病。反过来说,如果您的朋友感觉身上有持续的疼痛症状,特别是那种忽强忽弱,性质和位置都说不太清楚的疼痛,请注意观察他是否正在受到抑郁的影响。

如果把这个现象拉进实验室,就会发现它并不是那么简单。普通的实验室疼痛刺激,对抑郁影响的个体并没有变得更加敏感,甚至还有敏感性下降的倾向。只有那些持续存在的疼痛,比如向皮肤之下注射一针能够强烈刺激皮肤感觉神经的化学物质,比如福尔马林溶液,才会让抑郁个体感觉比正常个体更加难过。对于普通的实验疼痛,只有反复不断刺激,积累到很高的程度,才会引起类似的现象。

所以,对于抑郁的人来说,似乎这个外在世界在感觉上是更为疏远的,美好他也感觉不出美好,痛苦他也感觉不到痛苦。但如果一个痛苦持续存在,或者反复出现,变得"内化"到了他相对封闭的内心世界,这时他就会感觉到非常强烈的痛苦。抑郁患者会有自杀倾向,可能就是因为对内在痛苦的过于放大,从而变得难以忍受。

5.3.3.2 感觉对情绪的影响

然而,世界万事总是有不止一面。在情绪影响感觉的同时,感觉也在影响着情绪。例如,就抑郁的发病率来说,慢性疼痛群体的抑郁发病率,就比普通人群高出八到十倍。也就是说,如果身上真的有持续不断、延绵不绝的痛苦,那么就有更大的可能性,会产生抑郁状态。也就是说,身体上持续存在的痛苦,的确会让情绪变差。

其实从另一个方面来说,除了身上的痛苦,环境中那些不让人喜欢的改变,也同样会有引起负面情绪的作用。情绪本来就是某种内在的非理性判断过程,在理性之外抉择究竟是趋近还是回避的倾向。我们的大脑在意识水平,用喜欢和厌恶的情绪来表达这种非理性的判断过程。理想的状况,当然是情绪能如实反映出环境对自己的影响趋势,从而及时作出趋避的抉择。然而,却有几个因素导致这个判断常常是不准确的。

首先就是感觉的影响。同时存在的感觉过程,比如疼痛,会明显地影响情绪的产生过程。同样的,身处一个带有某些情绪色彩的环境中,也会让自己对其他因素的情绪判断受到影响,从而容易产生误判。因为情绪是一个非理性的过程,它具有较长的后效应。所以我们经常判断不清楚情绪的来源,也因此容易张冠李戴。最著名的例子,是如果注射了一针肾上腺素,再让人们去判断图片的情绪色彩,那么大部分人都会认为图片的情绪色彩更为强烈。然而,如果他们事先了解了肾上腺素的这种作用,以及自己刚刚注射过肾上腺素的这一事实,那么他们的判断多数能回归正常范围。换句话说,如果我们了解自己情绪的来源,那么避免影响而做出正确判断还是有可能的。困难的地方在于,情绪的非理性和时间延续性,导致它的来源很容易被误判,从而引导出错误的结论。

5.3.3.3 认知对情绪的影响

从刚才所举的例子中,还能看出另外一个重要的因素,就是认知会影响情绪。如果我们知道自己正在受到某种因素的影响,那么这个认知就能够在一定程度上纠正情绪判断的偏差。这是正面的作用。负面的作用也同样存在。例如,如果我们接受了对某种东西的一个错误的知识,并且信以为真,那么也很容易引发对情绪反应的误判,甚至直接引起某些情绪反应。例如,由于健康知识的缺乏,当前的国人多数对癌症有强烈的恐惧。这个认知导致相当多数的人在体检中偶然发现自己身上携带某种肿瘤时,本来感觉很好的人瞬间整个人都变得不好了起来。这种恐惧所带来的极度焦虑和抑郁情绪,会迅速摧垮他的免疫应答能力,从而使本来发展缓慢,甚至有可能被身体免疫系统彻底抑制掉的肿瘤,迅速变得不可抑制地迅速生长,极大地缩短了预期寿命。

根据流行病学调查的结果,在采用先进的体检技术,能够更早地发现肿瘤之后,大部分肿瘤患者的预期存活时间并没有延长。考虑到医学技术的进步,这个结论本来是不可能的。但如果同时考虑到上述的心理效应,这个现象就得到了解释。那就是:正是由于早期发现,给患者带来了提早的负面情绪的影响,导致他的身体免疫能力下降,从而缩短了本该由于早期治疗而延长的预期存活时间。

5.3.3.4　情绪对认知的影响

另一方面,情绪对认知也有重要的影响。正如前文提到的,我们的思维过程看似独立自主,其实是建立在丰富的心理背景基础之上的。很多结论都是首先产生,然后才由理性的逻辑加以完善,从而获得足够的理由去确认这一结论。这也是为什么,单纯靠理性说服人非常困难的原因。因为他的结论其实早已产生,即使你能够从逻辑上推翻他的推理过程,仍然不能改变他先验的结论。事后他总会找到新的证据来支持原本的论点。

情绪的这种作为先验结论发生器的作用,本来是用来弥补逻辑推理之脱离现实的不足的。然而,如果情绪过程本身是受到了扭曲的,从而没有准确地反映真实的情形,那么这种扭曲的情绪本身就会持续地扭曲思维过程。由于扭曲的情绪导致的误判,误导了思维的先验结论,因此思维会想方设法地证明这个其实并不真实的结论。这也是很多时候,人们会固执地坚持错误结论的原因。坚持错误结论通常有两方面的原因,除了如前文所述,出自自我中心的固执己见,因为这是"我的"决定而不容碰触之外,另一个重要原因就是背景中存在的情绪误判,导致潜在的错误先验结论的存在。

5.4　知觉扭曲

知觉是心理学中重要而且充满争议的概念。目前流行的知觉定义中,包括了多个方面的内容,如意识、感知、觉察和领会等。这种争议性和复杂性,固然是由于学者们认识知觉的出发点各自不同,因而所见有别;另一方面,也说明知觉所参与的重要心理过程之广。正所谓"仁者见之谓之仁,智者见之谓之智"。从不同角度去看知觉,就会有各自的领会。

正如前面所说,知觉是三个核心心理功能之一,而且和认知、情绪相比,在脑结构上居中,从而更不容易被来自前后两方打击所破坏的知觉功能,很可能居于更为核心的地位。因此,知觉可能是核心中的核心功能。

由于知觉如此重要,因此自古以来,人们都在思考和探索有关知觉的本质知识。然而,古人的探索也和今天的科学家们一样,从自己的知识经验出发,所了解的是自己倾向的结论。所以释迦牟尼曾有"众盲摸象"的比喻。这种情况,古今皆然。因为对心理核心功能的了解,只能靠自己亲自的观察和探索。前人的知识和经验,其实派不上多少用场,反而可能导致流于语言文字,而错失了对知觉本质的直接把握。

5.4.1　知觉的内容

在字典中,中文的知觉对应着 4 个英文单词,即:consciousness、perception、know 和 understand。在英文中,似乎并没有一个单独的词汇同时包含这四个方面的内容。因此,知觉可以说是具有中国文化特色的心理学词汇。想要理解知觉的核心意义,需要从中国文化中寻找它的踪迹。

如果舍去口语中的用法,中国古代书面语中,知与觉其实是两个独立起源的词。"知"较早的见于《大学》,如"知止而后有定",以及"此谓知本,此谓知之至也"。"觉"则随着佛教进入中国而渐渐流行。如"佛陀"的本意就是"觉者"。佛教东来之后,"知"也渐渐融入佛教体系之中,并且成为经常讨论的内容之一。例如,《楞严经》中有"纵灭一切见闻觉知,内守幽闲"之语。又如香严智闲禅师悟道偈云:"一击忘所知,更不假修持。"

从现代对知觉的定义来看,现代心理学偏重于研究知觉的内容。也就是心理学教科书中常说的"头脑中产生的对客观事物的整体认识"。事实上,知觉的作用不止于感觉器官所面对的东西。知觉之所以与意识有密切的联系,就是因为意识的整个内容都在知觉的范围之中。同样地,"知道"也在知觉对象的范围之内。因为,不论我们知道什么,我们同时也知道自己知道。而领会的内容也是一样的,我们知道自己领会了。因此,前面所说的知觉的四种英文释义,实际上是对知觉内容的心理学概括。

5.4.1.1　意识

意识也是一个定义起来相当困难的概念。通常的说法是,意识某种觉察内外环境事件的状态或品质。从这个角度上来说,它与知觉有极大的重叠;但意识同时又另外有主体性、觉醒性、自我感和执行控制四种内涵。其中觉醒性来自一个事实:即如果个体睡着或者昏迷,意识就会丧失。执行控制是植根于前脑前部的核心心理功能,它和意识关联紧密,因此被意识引为自己的功能。这种控制力带来的当家作主的感觉,给意识带来了自我感。这种自我感又赋予了意识某种具有"主体性"的感觉。但实际上,由于意识只是在密切关联着执行控制,因此这些自我感和主体性都是意识自我赋予的内涵,并不是意识在心理活动中的真实地位。因为意识高度依赖于其内容。一旦内容消失,意识也就没有了存身之所依。因此意识总是拼命活动,以至于给了不仔细的观察者某种"永动"的感觉。实际上,经过东方的冥想训练,意识的内容是有可能清空的。因此,这种意识永动的体验其实是错觉。一旦打破了这个错觉,那种主体性和自我感也就随之而成为虚幻的印象了。

但意识并非没有意义的。意识所紧密关联的执行控制,意识所产生的思维活动,对个体的行为都有很大的引导作用。因此,意识尽管并不是真正的自我,但它的作用也是不可忽视的。

5.4.1.2 感知觉

感知觉是知觉当中,与感觉器官的信息处理结果紧密联动的那一部分。感觉中枢在完成了信息处理的同时,会产生一个与该感觉模态相应的知觉印象。例如,眼睛所采取的信息,其知觉印象就是图像;耳朵所采取的信息,其知觉印象就是声音;鼻子所采取的信息,其知觉印象就是气味;身体所采取的信息,其知觉因素就是触与痛等。这些直接从感觉信息处理产生的印象,就是感知觉。

感知觉产生后,意识就会参与,并作出它是什么的判断,以及需要对它做些什么的决策。这整个过程都会为知觉所知。因此,感知觉以及其后的一系列连带过程,也都是知觉的内容,处于知觉覆盖的范围之内。

5.4.1.3 知道与领会

"知道"是一个很模糊的词。与"领会"相比,知道通常都是指对一件事的存在有所了解。而领会,则代表着对一件事的深层过程有所了解。另外,"知道"还经常限于在概念上、理念上的了解。例如毛主席说过:要想知道梨子的滋味,最好的办法就是亲自去尝一尝。换句话说,没有亲身经历的东西,最多停留在概念水平的"知道"上。要想达到"领会",就需要亲自去体验。领会的状态,最贴切的描述就是:"如人饮水,冷暖自知。"

不管是知道还是领会,都会在知觉的范围之内。所以,正常情况下,人们是"知道"自己知道的。如果这个过程出了问题,就会表现为某种心理或认知障碍,例如失忆等。知觉就像阳光,它所及之处,一切都被照亮。这些照亮的东西就被我们"知道"了。所以,当我们深入一件事的内部,并体验到了它的整个过程时,知觉的光也就照亮了它的内在,于是我们就产生了"领会"。

那么,离开这些知觉内容,知觉究竟是什么呢?如果知觉本身的定义严重依赖于它的内容,那么它本身又是什么呢?这个问题的探讨过于复杂,我们将放到本书最后一章加以讨论。

5.4.2　知觉的扭曲

既然知觉的内容来自其他心理过程,那么随着其他心理过程的被扭曲,知觉内容本身显然也是可能被扭曲的。正如前面所讨论的,举凡感觉、情绪、思维、感知觉、意识等过程,都会产生一些错误的印象,这些都会为知觉所采取,作为其内容。因此,知觉内容中有很多是已经被扭曲了的。

5.4.2.1　我们有没有看到真实世界

我们有没有看到真实的世界呢?这是一个很哲学化的问题。我们通常觉得,自己看到的,或者更推广一点,感觉到的就是世界本身。为什么呢?因为我们依靠感觉在其中活动,并没有觉得有什么问题。如果看到的真的不是世界本身,就好像戴着一副显示太空漫游的虚拟现实头盔,在一个真实的南国庭院中走来走去,那么迟早不是撞倒太湖石假山上,就是掉进长满荷叶的水塘里。既然没有发生这样的情形,那么可见我们感觉到的的确是世界本身。

另一个比较哲学化的回答依据的是进化论。因为如果感觉与现实不符,这样的个体在自然选择中可能会不容易生存下去;而那些能够感觉到真实世界的个体,应该有机会更好地生存下去。所以,从进化选择角度推演,我们的感觉也应该接近真实世界。

然而,加州大学欧文分校的认知科学家唐纳德·D·霍夫曼却给我们展示了一副不同的图景。他发现,澳大利亚有一种叫做吉丁虫的甲壳虫,其会飞的雄虫习惯于靠视觉寻找不会飞的、褐色且有斑点的雌虫交配。这个行为已经持续了几百万年,似乎雄吉丁虫确实能看清世界。

但不幸的是,澳大利亚人喝完啤酒后随手扔在荒野中的酒瓶,却拥有褐色斑点的瓶底!尽管它比雌吉丁虫大几百倍,但雄性吉丁虫对这个超级巨大的"雌虫"还是趋之若鹜,用尽所有努力想和它交配,并且因此再也不理睬真正的雌虫。这也险些导致吉丁虫的整个种群灭绝!最后,澳大利亚政府不得不下令更换啤酒瓶的设计,这才拯救了这种几乎灭绝的甲虫。

霍夫曼认为,这个现象表明,吉丁虫其实不仅从来没有看清过世界,连它祖祖辈辈都在追求并且与之生儿育女的异性伙伴也都从来没看清楚过。它仅仅是学会了去追逐那些褐色有斑点的大个家伙并与之交配而已。所以,进化真的会让生命学会感知真实世界吗?

霍夫曼进而采用计算机模拟的办法,把进化中不同变异对生存几率的影响放到数学模型中,模拟比较优先认识真实世界和优先适应环境的变异个体获得生存的几率。结果发现,在几乎所有的模拟中,都是优先适应环境的个体击败了优先认识真实世界的个体。换句话说,在进化历程的自然选择中,是那些能够抓住适应环境最重要特征的个体能够更好地生存下去,而不是那些能够认识真实世界的个体。

5.4.2.2 君子可欺之以方

霍夫曼的研究给我们敲了一记响亮的警钟。那就是:并不是能够生存下来的就一定是具有最理想特性的个体。在严酷的进化过程中,能够在自然选择中胜出的,其实只是那些懂得适应环境的个体。把这个道理移到现实世界中,就可以引申为:我们不能因为自己在社会资源的竞争中取得了一定的优势就认为自己做得对。很有可能,这只是因为我们学会了适应眼下的环境而已。

《孟子·万章上》中,孟子曾说"君子可以欺以其方"。在《论语·雍也》中,孔子也曾经说过"君子可欺也,不可罔也"。后边这句话还伴随着这样一个故事:

> 有一天,孔子的学生宰予问孔子,如果有人骗一个求仁的君子说,井里面有仁,他会不会马上跳下去? 孔子皱眉回答说:"怎么会呢? 君子可能会马上去查看,但不会糊里糊涂地往下跳。我告诉你,君子可以被欺骗,却不可以被愚弄。"

在我们想来,君子有很好的学问修养,应该不会被骗才对啊! 可是,孔子却承认君子也有可能被骗。孟子也曾经举过子产被手下欺骗的例子,说子产因为不忍心吃活鱼而让手下放生。手下却拿回家去吃掉了。第二天骗子产说,鱼儿已经放生,而且高高兴兴地游走了。子产于是说:"鱼儿已经到了它该去的地方了!"然后这个手下得意地对别人说:"谁说子产聪明? 我就这么简单地把他骗了。"这个故事说明,小人有可能利用君子所遵守的原则而对其施以欺骗。

在印度也有一个类似的故事。大菩萨龙树修成了长生术,并且让信奉他的国王也得以长生不死。后来国王的儿子想继承王位,就求龙树把头施舍给他。因为菩萨的基本信念就是,为了使他人受益,自己可以不惜牺牲一切。所以龙树就因为这位王子的请求而自杀。不久,信奉他的国王也因此死去,王子如愿以偿地登上了王位。

这些故事说明,像君子、菩萨这样的贤者,是会坚守他们自身所遵循的原则的,而这一点是有可能被小人利用以致受到欺骗的。但他们本身并不是不知道,而是心里清清楚楚,只是依旧遵守自己的原则而已。这也是孔子"君子可欺也,不可罔也"的意思。当然,如果他们的修养再进一步,达到了圣者的程度,是不是就能够超越某些原则的局限,而不再被小人所欺骗呢?这个问题已经超出了本章的范围,就不在此处探讨了。

5.4.2.3 生存与繁荣的差别

现在问题来了,如果抓住适应环境的诀窍,才是在进化中得以生存的关键,那么生命还要不要认识真实世界?换句话说,既然君子会被小人所骗,而在残酷的人类历史中,显然也是小人得志的机会远远超过君子仁济天下的机会,那么,我们还要不要做君子,要不要修养自身?

如果纵观整个进化史,可以看出,尽管适应环境是进化的重要选择力量,但生命仍然抓住一切机会,设法进化到更高级的形态。例如,作为爬行类,鳄鱼是非常凶残而且成功的捕食动物,即使哺乳动物一旦陷入鳄鱼的捕猎陷阱中,也很难逃生。表面上看,爬行类就非常好地适应了环境。但这一事实并没有阻止生命继续进化到鸟类和哺乳类。因此,适应环境仅仅是进化的动力之一。不断地向更高级的形态迈进,从而更加接近对世界的真实认识,是另一个重要的进化动力。

在环境压力较大,生存极为困难时,适应环境的动力在进化中就占据了主导地位。因此在恶劣环境下,进化产生的特性基本上都与适应环境相关。但当环境条件较好时,适应的压力就有所减轻。此时生命就可以把更多的资源放在发展那些能够更好地认识世界的特性上,从而让生命有机会进化到更高的阶段。可以说,在恶劣环境下,进化是为了生存(survive);而在较好的环境下,进化是为了繁荣(thrive)。

一个物种如果仅仅着眼于生存,那么在恶劣环境中自然是占尽优势;但如果在较好的环境中,它们的发展程度就会远远不及那些着眼于繁荣的物种。这样在进化中,生命就有机会发展成更高级的形态,如单细胞发展到多细胞,爬行类发展到哺乳类,乃至灵长类发展到人类,都是生命这种为了长远的繁荣而进化的例子。

换句话说,适应是为了眼前的个体生存,而提升则是为了长远的群体繁荣。

5.5　提升的希望

从本章所讨论的内容,可见我们的三种核心心理功能,都受到了不同程度的扭曲。所以,我们所见的世界并非真实的世界。这个现象,也是在进化的环境压力之下,为了尽可能适应恶劣环境而获得生存使然。然而,生命内部还有另外一种动力,就是要不断提升自己,从而获得长远的繁荣。因此,一旦环境改观,生命就会寻求进一步改进自身,从而能够认识更加丰富的世界。因此,越高等的动物,所能够认识的世界也就越丰富。正因为如此,我们或许可以比较自信地说,尽管人类所认知的或许不是真实的世界,很多感觉功能的范围甚至远远不及其他物种,但综合而言,人类所认知的世界可能是地球上各物种中最丰富的。

人类已经走过了进化途中环境压力巨大的艰难时刻,发展到了科技高度发达,有可能带来全球繁荣的阶段。因此,人类在进一步进化中,那种内在的自我提升的动力也行将觉醒。如果这种繁荣能够再稳定持续一段时间,人类就有可能进一步增加自己认识世界的丰富程度,在进化上更上一层楼。但与此同时,当今世界的混乱潜流也与日俱增,使用或强权或阴谋等手段以求得志的呼声也甚嚣尘上。如果让这些倾向主导了方向,那么人类很可能陷入下一个生存压力巨大,不得不全力寻求适应的黑暗时期。在进化上,这将代表着人类进化的一次重大挫折。

未来究竟会展现一次进化的飞跃,还是进化的挫折呢?解决问题的关键,还是进一步增加人类对自身的认识。也就是说,进一步地看清自己,究竟还有哪些潜藏的扭曲没有被发现。只有了解了自己的所有扭曲,才有可能超越这些扭曲,进而实现那可能的进化与繁荣。在下一章中,我们将进一步分析核心心理功能扭曲在个体水平所产生的效应。

6　沟通的扭曲（中）

子曰:"舜其大知也与! 舜好问而好察迩言,隐恶而扬善,执其两端,用其中于民。其斯以为舜乎!"

——《礼记·中庸》

庄子说,如果一个人真的达到了一种境界,也就是所谓的"至人",那么他的心就像一面镜子一样。镜子是什么样? 我们照镜子就会发现,镜子只是反映它所面对的东西。镜子或许质地有高下,镜面有凸凹;但任何东西过来,它都会平等地反映,不会故意把什么照得清楚一点,把另外一些什么照得模糊一点。也就是说,它不会把自己的好恶加在所反映的东西上。另一个特点,则是在反映的过程中,不会故意截留一些什么藏在镜子里面——除非照镜子的人自己往镜子上面涂鸦。因为镜子有这种特性,所以不管用过多久,照了多少东西,它的特性仍然不会改变。

对于大多数人来说,心理活动并不像镜子这样。我们会有好恶,有些东西自己喜欢,就愿意更多地替它说好话;不喜欢的,即使不说坏话,也会下意识地少说些好话。正如曾子在《礼记·大学》中所说:"人之其所亲爱而辟焉,之其所贱恶而辟焉,之其所畏敬而辟焉,之其所哀矜而辟焉,之其所敖惰而辟焉。故好而知其恶,恶而知其美者,天下鲜矣!"

另外,我们所有的见闻觉知,思想行动,都会在自己的心理上留下一些痕迹。从褒义的角度,我们称之为学习,从中性的角度,我们称之为大脑的可塑性,若是贬义一点的说法,就叫做心理污染。这些痕迹会在意识水平或下意识水平,改变我们对世界的感受、情绪反应和认知活动,进而改变我们的行为和思想。这样的痕迹越多,我们的感知、情绪和认知活动所受的扭曲就越严重。而核心心理功能的扭曲又使我们的心理行为进一步远离至人那种用心如镜的状态。

可以说,这样下去会是一个恶性循环。它会让我们加速滑向心理问题的深渊。因此,我们不仅需要了解核心心理功能的扭曲,还需要了解当这些心理功能转化为思想行为等输出方式时所发生的扭曲的可能形态,从而更好地了解自己的心理与行为。

6.1 引言

我们的思想和言行是怎么来的? 如果不加审查,我们通常都会觉得,这些思想言行就是"我"的。也就是说,是我在这么想,这么做,所以才会这么想,这么做。但从前文中对于思维的分析可以看出,思维其实并不是主人。常常是一个思想的结论先从背景中冒出来,然后逻辑过程只是为了设法论证它的准确性。在科学上,我们称之为假设检验过程。同样的,我们的行为中,多数也是所作所为在先,然后才设法从思想逻辑上,论证自己所作所为的正确性。一旦有了这个习惯,人就变得特别固执: 他已经习惯于证明自己所思所为都是对的。于是就特别不能接受别人对自己思想和行为的质疑。即使是在逻辑上已经无法维持自己思想和行为的严密性了,也仍然不肯放弃那些自认为重要的想法和做法。因为,他已经下意识地把已经想过、已经做过的东西当作了自我的一部分,从而特别不愿意加以改变。

这样本来不是我的,但却被拼命当成我的思想和行为,是非常有害的。它会使我们在错误的思维和行动上越走越远。由于不清楚它们真实的出处,一概把它当作是"我"在想、在做,我们甚至都无法找出这些错误真正的来源。因此,仅仅简单地了解这些想法和做法都不是"我"的还不够,必须找到它们的真正根源,才有望进一步加以修正和解决。

在《列子·说符》章中,记载了这样一段故事:列子向他的老师壶丘子林请教如何"持身"。壶丘子林说:你知道"持后",就可以谈"持身"了。列子再进一步请教:那么老师,什么叫"持后"呢?壶丘子林说:回头看看你的影子,就明白了。尽管这段对白在今天的我们看来过于云山雾罩,但机敏如列子,却真的回头去看自己的影子。这一看就看出了门道。用列子自己的话说:"形枉则影曲,形直则影正。然则枉直随形而不在影,屈申任物而不在我。此之谓持后而处先。"

列子遵照老师的教诲,仔细研究了自己影子的运动规律,并进一步引申到自己的思想行动。于是领悟到自己所思所为,其实并不是自己要做的,而是"任物",换句话说,是环境中的某些东西让自己这么想,这么做的。于是,列子了解了"持后"这个"持身"的妙诀。换句话说,如果真的想对自己的思想和行为有把握,首先要了解是什么在影响它们。真正影响着我们的思想言行的,是环境。

此处所说的环境,并不仅仅是外在的自然和社会环境,尽管这些环境都非常重要。影响着我们的,还包括内在的心理环境,也就是心理所储存的各种信息。这些信息,有些可能可以在意识水平回忆出来,更多的可能是下意识的。但不论来自哪个层面,它们都在影响着我们,而且很多时候,这些影响并不为我们自己所知。甚至,如果没有一定的心理修养或者自省的训练,想要把这些影响因素找出来都是极其困难的。

6.2 认知执行扭曲

我们平时的思想言行,举止决策,我们通常都会认为,这就是"我"要做的。然而,美国作家萨姆·哈里斯却有不同的观察结论。以决定为例,他发现,在一个决定出现之前,自己并不知道自己要做出这个决定。换句话说,这个决定,并不是自己主观"意愿"所做出的。选择也是一样。当两个类似的选项摆在自己面前,依据客观事实不足以决定时,最终会做出什么决定,自己在决定出现之前也并不知道。甚至如果注意观察自己的思想,就会发现有时忽然出现的思想,并不是自己有意要想的,而是自己"冒"出来的。

如果真的仔细观察自己的心理过程,就会发现这类情况非常普遍。换句话说,我们的思想言行,举止和决策,其实常常是自行出现的,并不是我们"主观意愿"的结果。换句话说,并不是我们的那个"我"要做的。但如果不加仔细观察,这个微细的心理活动过程很难被发现,于是我们就会惯性地认为,所有的这些都是我要做的。只有对自己的心理活动认真细致地加以观察,才会发现这其中的微小差异。

由于并不清楚这种执行主体与自我的分离,我们通常都会坚持认为,自我就是执行的主体。如果我们做出了一些与自己以往习惯不同的行为,我们会倾向于从自我出发,对其予以合理化的解释。也就是说,采用逻辑过程,让自我会这样做这件事本身变得合理化。这一点在裂脑研究中变得特别明显。

6.2.1 裂脑研究

从 19 世纪开始,人们逐渐意识到,脑内某些区域可能更为集中地执行某些功能。例如前文提及的语言区的发现。从 20 世纪 60 年代开始,罗杰·斯佩里开始研究因为治疗重症癫痫而不得不采取胼胝体切断术的病人(俗称"裂脑人")。这些患者失去了左右大脑半球之间的大部分直接纤维联系。通过研究这些病人的感觉、情绪和行为,斯佩里揭示了左右大脑半球之间的功能差异,并因此得到了 1981 年度的诺贝尔奖金。

左右大脑在处理感觉和运动时,都是直接处理对侧半边身体的信息。但视觉的情况有些特殊。因为我们有两只眼睛,每只眼睛都能汇聚整个视野,或者说大部分视野的光线,并按照透镜折射原理,投射到视网膜上。因此,来自左侧视野的光,会汇聚在两只眼睛视网膜的右侧;而来自右侧视野的光,则会汇聚在双侧视网膜的左侧。有趣的是,从视网膜投射到视觉皮层的神经信号,刚好是双眼视网膜右侧投给右侧视觉皮层,而双眼视网膜左侧投给左侧视觉皮层。因此,右侧大脑半球刚好只能看到左侧视野的光线信息,而左侧半球也刚好只能看到右侧视野的东西。这样,在切除了胼胝体之后,左侧半球就无法再知道左侧视野有什么,而右侧半球也就对右侧视野一无所知了。

斯佩里的研究发现,在裂脑的情况下,向左侧半球输入的信息,只能指挥身体的右侧;而向右侧半球输入的信息,只能指挥身体的左侧。由于只有左脑能够使用语言,因此如果把东西放到右边视野或者右手中,就能说出其内容;如果放到左侧,患者就说不出它是什么,但随后能够认出曾经见到或者摸到过。也就是说,尽管右侧大脑半球没有能力理解和运用语言,但它仍然可以独立地感知并形成记忆,也能够执行以非语言形式出现的任务指令。斯佩里还发现,右脑可以独立地对政治人物作出喜欢与不喜欢的判断,并且还能表达谦逊。因此他得出结论说,右脑和左脑一样,具有意识功能。在裂脑的情况下,左右两侧大脑各自产生了一个意识,并且彼此互不相知。

有趣的是,如果给右侧皮层一个非语言的指令,裂脑人会照指令执行。但此时如果用语言问他为什么要这么做,那么患者会先是觉得有些困惑,然后设法找出各种理由来说明自己这样做的合理性。换句话说,尽管他的左脑并不知道行为的真正原因,但仍然会设法说出一些理由,从而在逻辑上使自己做出的行为显得合理。

这个过程,像极了当决定首先冒出来之后,我们为自己找理由的过程。因此,并不是只有裂脑人才会这样做。事实上,我们大部分的思想言行,都是先于意识觉察而出现的,随后我们只是在意识水平给它加上合理化的理由,从而为自己的所作所为创造了完整的逻辑架构。这样做的目的,其实是为了维持一个完整的"自我"的印象,或者说内在形象。

6.2.2　精神分析

从 19 世纪 90 年代起,西格蒙德·弗洛伊德开始构建他独具特色的精神分析疗法。实际上,按照这个词的英文(Psychoanalysis)和德文(Psychoanalyse),本应译为"心理分析"疗法的。弗洛伊德可能是第一个公开提出,某些内心活动并不为意识所知的西方心理学家。因此,他的精神分析疗法也旨在寻找与所表达出的心理问题(也称神经症)相关的隐藏内心活动。比较有特色的是,弗洛伊德根据自己早期的观察,认为绝大部分这类隐藏活动与性有关。这一点曾经被人们所滥用,也比较为后世的心理学家们所诟病。不过,既然弗洛伊德的结论来自他的观察,那么如果他真的看到了那么多与性有关的隐藏活动,可能就与他所处的文化与社会氛围有关。在不同的文化与社会背景之下,这类隐藏活动的内容或许会有所不同。

精神分析的要点,是承认有相当多的心理活动是不为意识所知的,也就是没有经过理性思维检验过的。但这些活动也是某种计算过程,最终会把结果以思想、行为、言论、动机等方式表达出来。如果这些内隐活动的内容与意识层面的内容相差过于悬殊,以至于已经无法使用逻辑思维对其加以合理化,个体就会表现出如神经症等心理障碍。如果比这个程度稍好一点,就可能出现大量的合理化,从而体现为一定的心理问题。精神分析的目的,是让个体比较透彻地了解自己的隐藏心理活动倾向,从而让意识的思维与内隐的活动重新获得统一。

按照西方正统的精神分析训练体系,一个精神分析师在接受了大学通识教育、心理学教育、精神病学教育以及相关的临床训练之后,还要再专门接受一段时间的精神分析专业训练。这个训练包括由具有执业资质的精神分析师对学生做彻底的精神分析,通常为期五年;然后再在分析师指导之下,学会对一个病人进行彻底的精神分析,按照惯例,通常也需要五年时间。换句话说,至少需要十年时间,这段专门的精神分析训练才能全部完成。因此,具有踏踏实实的精神分析师资质,需要漫长的培训过程。

根据精神分析师自己的体会,即使分析师从患者的描述中,找到了患者问题的潜在可能原因,甚至哪怕找到了这个原因存在的证据,并且已经使患者本人信服,这个分析过程也不一定成功。换句话说,患者尽管在理性上、证据上都承认自己的问题来自某个童年经历,也不一定能够纠正面临的心理障碍。只有当精神分析师捕捉到患者潜在活动发生并表达成行为的瞬间,让患者本人自己领悟到这个活动的存在和影响,才能真正地给患者带来转变。因此,从某种程度上说,精神分析的过程,就是分析师设法捕捉患者内隐活动的表达并指示给患者看的过程。如果这个指示成功,患者就会切实地发现自己内隐心理活动的存在及其外显效果,于是对自己自我的认识就会产生很大的转化。也就是说,这是一个设法使患者发现自己认知扭曲的过程。这可能是精神分析发挥作用的真正原因。

弗洛伊德最初曾尝试使用催眠疗法,但觉得它的效果不佳,所以改用后来的精神分析疗法,也就是通过自由联想和梦的解析来寻找内隐活动线索。催眠疗法采用在诱导意识入眠的前提下,绕过意识直接接触内隐过程的办法,的确有可能对这些内隐过程做出一些改变。但由于它绕过了意识监控,因此无法让患者自己了解内隐活动的存在,并产生对自我的重新认识。因此,它在疗效的彻底性上不及能够促成自我认识的疗法。另一方面,由于绕过了意识监控,催眠疗法也具有重大的隐患,容易在有意无意之间给患者带来一些新的内隐过程,导致问题更加复杂化。对此,后来的暗示疗法采取了一些改良,比如只诱导患者放松和接受,而不诱导他们失去意识进入睡眠等。

6.2.3 东方式内观

在印度的文化传统中,一直有一种被称为毗婆舍那(Vipassana,今译为内观)的方法。在古婆罗门教,佛教,印度教,以及印度的瑜伽体系中,都有关于毗婆舍那的教授。如果抛开教义上的差别,那么印度各种内观传统的核心,就是不加干扰地观察内心。

所谓不加干扰,是因为随着对内心的观察,会逐渐发现一些先于理性冒出来的思想、言行。按照以往的心理习惯，理性此刻就会跳出来做一些合理化，从而让自己的整体言行在逻辑上保持一致。这是为了让自己的"自我"保持完整感。而如果自己的各种思想言行在逻辑上无法自圆其说，就会产生自我破碎的感觉，从而影响自信和自我存在感。

然而，内观理论认为，这个自己努力维持的自我形象，恰恰是最大的幻相。只要意识活动还在做着这种维持自我完整性的合理化努力，那么这个幻相就永远无法被打破，从而也就永远无法认识内心活动的实相。因此，内观各派都强调不加干扰的观察，让自己类似一个旁观者，只是见证一切的发生，而不去试图证明或者批驳什么。也就是说，把这个看似显得自相矛盾的自我当成是"别人的"自我或者说"某个"自我来旁观，而不是当作"自己的"自我来维护。这样经过一段时间的训练之后，各种合理化或者批判的倾向便会逐渐削减，此时内心真正的隐藏活动才会逐渐地、由浅入深地呈现出来。

除了印度，在中国文化的传统中，也有类似的技术。例如孔子的学生曾参著《大学》，便有"知止而后有定，定而后能静，静而后能安，安而后能虑，虑而后能得"的修养次序介绍。也就是先要"知"道自己的自我维护倾向，先把它"止"住，然后内心的活动才能"静"下来，才能"安"心地面对各种内隐活动的外在表达，从而可以进一步地考"虑"这些表达的背后到底是什么内隐活动，最终认"得"这些内隐活动。通过这样的过程，曾参认为就可以实现孔子所说的"大人之学"。也就是说，扩展开来，重新认识清楚了真正自我的那种境界。

印度的各派内观，最终的目的也并不仅仅是看到自己的心理活动，而是通过如实地看清楚各种内隐活动，透彻地了解自己，从而对什么是真正的自我产生实地的认识。这也就是印度传统中所强调的"实相"。至于实相究竟是什么，和孔子所说的"大人之学"又是否相同，可以另外讨论。但了解内心，其作用不止于治疗心理障碍，这一点是可以肯定的。但反过来说，如果真能了解内心，至少可以解决各种心理障碍，真正地认识自我，消除由于内在矛盾导致的各种内心纠结和冲突。这对于提高身心健康水平，过上真正幸福自由的人生，都具有无比重要的意义。

这里需要说明的是，仅仅了解了这个原理，并不代表能够立即解决心理的各种问题。正如借助精神分析可能需要长达五年的时间来清理潜意识的各种冲突一样，采用内观类的方法来解决内心的问题，也需要持续不断的努力。因为心理的内隐活动可能具有许多层面，而个体对不同层面内容的抗拒程度也可能有所不同，因此一段时间的持续内观努力，可能仅仅解决了某一层面的问题。这也是为什么当代内观的倡导者葛印卡在世界各地建立了众多的内观中心,许多受训者都会反复回去参加为期数周乃至数月的内观集中训练的原因。或许,只有把内观的习惯放在日常生活之中,随时能够反思内心的活动,才能如列子所领悟的,做到"持后而处先"。

6.3　情感执行扭曲

金元之际的大家元好问,曾作《摸鱼儿·雁丘词》一首。其序曰:

> 乙丑岁赴试并州,道逢捕雁者云:"今日获一雁,杀之矣。其脱网者悲鸣不能去,竟自投于地而死。"予因买得之,葬之汾水之上,垒石为识,号曰"雁丘"。同行者多为赋诗,予亦有《雁丘词》。旧所作无宫商,今改定之。

词曰:

> 问世间,情为何物,直教生死相许? 天南地北双飞客,老翅几回寒暑。欢乐趣,离别苦,就中更有痴儿女。君应有语:渺万里层云,千山暮雪,只影向谁去?
> 横汾路,寂寞当年箫鼓。荒烟依旧平楚。招魂楚些何嗟及,山鬼暗啼风雨。天也妒,未信与,莺儿燕子俱黄土。千秋万古,为留待骚人,狂歌痛饮,来访雁丘处。

元好问的这首词,不知感动了古今多少有情人。自此,天下人所知的不止有罗密欧与朱丽叶,也不止有梁山伯与祝英台。还有并州路上,这一双无名的大雁,结伴葬于雁丘,默默地向世人宣示着爱的伟大。

美好的、伟大的情感往往具有不可思议的感召之力。孔子以弟子三千,官居司寇之职,弃之而周游列国,宣讲文明,终于成就了他的仁德,开创了中国儒教的长河。耶稣以文弱之身,远超当世的智慧领悟,自愿放弃生命于十字架之上,终于成就了他的大爱,创建了世界第一大教的基督教。释迦牟尼以王子之身,舍弃了王位、娇妻、幼子,深入雪山苦修十二载,终于成就了他无比的智慧与慈悲,开创了数千年的佛教源流。

美好的伟大情感,能够无与伦比地放大内心的执行能力。这可能就是在人类历史上数不清的智者与先知中,孔子、耶稣、释迦牟尼得以大放光明的原因。

然而,事情总有两面。

在核心心理功能之中,并不仅仅是认知才具有执行扭曲的作用。作为三大核心心理功能之一,情感在执行中也同样会产生扭曲。换句话说,情感扭曲改变的并非只是内在的感受;它还像认知扭曲一样,能够改变我们外在的表达。这个作用用得好,就是前文所说的放大能力;用得不好,也可能产生可怕的效应。

远的不说,20世纪的阿道夫·希特勒,就是一个恶名远播的可怕例子。从心理学的角度,希特勒是带有童年创伤的心理障碍患者。不幸的是,他的情感扭曲与他的某些才能、当时的德国以及世界局势结合起来,产生了如此可怕的、波及数十亿人的灾难性后果。

6.3.1　情感与情绪

经过前面章节的讨论,可见前脑后部这个核心功能区,其实存在着两方面的重要功能:其一,依据所掌握的信息,对当前情况做出倾向性的非理性判断;其二,作为背景,影响一段时间之内的状态与判断。

从这两个功能可见,情感功能尽管是内在的感受,但它却是输出性的功能,能够为状态输出判断,以及对此后的状态与判断输出影响。因此,与我们普通直觉上不同的是,情感具有强大的输出效应。因此,情感的扭曲也具有强大的输出效应。

那些其状态能够上升到理性层面,为意识所清晰感知,并且比较清楚地知道其缘由,甚至在一定程度上为意识所引导的,我们称之为"情感"。与此相对,那些意识感觉不太清晰,或者虽有所感却说不清其来源,也不是主观意识所引导甚至乐见的,我们称之为"情绪"。

相对而言,情感比较开放,格局比较大,其所关注的对象也较远大,容易引起共鸣和同情;而情绪则比较内闭,格局较小,所关注的多半是自己,表达出来时,更多地会引起他人的不适。因此,情感的作用往往是正向的,伟大的情感,甚至可以改变一个时代,乃至创建延续长远的传承;而情绪的作用常常是负面的,会让本人和周围的人感到痛苦。

每个人心中,都有情感和情绪。其间的差别,关键在于格局,也就是心量的大小。换句话说,差别在于,是否得到了理性的透彻了解与引导。

因此,本章所讨论的情感执行扭曲,更准确地说,应该是情绪对执行的扭曲。

6.3.1.1　知与不知的差别

理性是否知道情感与情绪的缘由,真的有这么重要吗?

科学家们曾经做过这样的一个实验:他们请两组被试观看一组同样的带有情绪色彩的图片,并对图片中情绪色彩的强烈程度做出评价。在评价过程中,科学家给被试们注射了一针肾上腺素,就是那种在紧张状态下会迅速释放到血液中的化学物质。在这种化学物质的作用下,两组被试对图片的情绪反应都被加强了。但不同的是,其中一组被试了解了所注射的东西是什么,并且了解了它的功效。这组被试就把自己的情绪反应归结为注射药物的结果,他们对图片的情绪评分并没有上升;另一组被试不了解自己注射的东西是什么,于是他们对图片的情绪评分都显著地提高了。

这个研究告诉我们,如果我们不清楚自己情绪改变的真正原因,就会倾向于把它归因于眼下正在感受的东西,而不管这个东西是什么。换句话说,如果我们莫名地愤怒,就会觉得眼前所见的人、事、物很令人气愤,于是就会更容易对它们发脾气。除非,我们知道这个莫名愤怒其实来自于什么。这个现象,就是我们在日常生活中经常遇到的迁怒。我们每个人,都有可能迁怒,也都有可能被迁怒。被迁怒的时候,我们的感觉通常都非常不好,因为莫名地被指责,会感到委屈。而在我们迁怒的时候,被我们迁怒的对象的感受也是一样的。

所以,迁怒,是破坏关系的强大杀器。不论是家庭关系、夫妻关系、亲子关系,还是同事关系、上下级关系,都很容易因为迁怒而被破坏。当然,此处的"怒"只是一个代表,所有的情绪都可能会迁移,也因此都会产生相应的效果。

孔子曾经称赞他最得意的学生颜回:"有颜回者好学。不迁怒,不贰过。"他并没有说颜回脾气特别好,从来都不发脾气,而是说他不迁怒。换句话说,他总是知道自己愤怒的真正原因,所以不会把它转移到别的地方去发泄。孔子把它归结为"好学",这就很值得人深思了。前面我们说过,孔子讲的"学"是如何把自己培养成"大人"的学问修养。根据曾参的描述,它是从"知"开始的。所以,孔子实际上是在称赞颜回经常运用和加强"知"的修养,所以能够随时很清楚自己情绪的真正来源,从而做到不迁怒。

后边的"不贰过",更是对此极为有力的证据。人非圣贤,孰能无过。但同样的过错犯过一次之后,有智慧的人就了解了犯这种过错的心理原因。那么,下次遇到类似情形,内心又产生类似动因的时候,就会自己了知而加以警惕和纠正,从而能够不再重犯同样的错误。而缺乏对自己内心了解的人,无法捕捉到这种心理动因,所以总是会重复犯错,然后一再地忏悔。并不是他们不想改正,而是自知的能力不足。同样地,对大部分人而言,并不是他们都愿意迁怒,而是他们对自己情绪的自知能力不足,所以才造成迁怒的事实。

所以,能够让理性了解情绪情感的发生过程,对于心理与行为的健康,具有极为重要的意义。

6.3.1.2 情绪的后遗效应

情绪既然作为一种非逻辑的判断过程,为什么会需要知觉的参与呢? 这是因为,与逻辑判断那种通过神经放电迅速切换神经递质释放的能力不同,情绪判断是通过释放化学激素来输出答案的。而激素在体内的释放和清理都需要时间。换句话说,一种激素一旦开始释放,它就要持续释放一段时间,而且要把它彻底从血液和脑中清理出去,需要化学分解过程,这又需要一段时间。因此,情绪一旦发动,很难在短时间内迅速消除它的影响。也就是说,情绪是带有后遗效应的。

在人类进化到高度社会化的今天之前,情绪主要有两大效应,就是趋近和回避。对于有益的情况,身体做出有益判断之后,就会释放激素,让生命靠近这个有益对象,不管它是美食还是佳偶,并准备好消化或者相爱的状态;对于危险情况,身体做出的危险判断,会释放另外的一类激素,动员出体力进行战斗或者逃生。这两种情况都是需要持续一段时间的。因此,在进化上,情绪判断采用了释放化学激素分子这种有利于维持状态的方式来执行。

但在高度社会化之后的人类,人们所面临的情况变得更加复杂,大型的需要趋近和回避的因素仍然存在,同时还多了极大数量的较小规模的趋近和回避因素。但情绪判断机制本身并没有相应地进一步进化,我们和丛林中的狮子、羚羊所用的仍然是类似的激素机制。因此,就会发生一种场景引发的情绪,会延续到后续更多场景的情况。

在职场上,我们都知道如果想向领导提出重要建议,最好先看看他的情绪状态。如果他情绪不好,索性等下次找机会再说。否则,自己的大好建议很可能因为领导一时的情绪状态,因而被完全否定。同样地,在朋友之间、亲子之间,夫妻之间,也都存在"说话时机"的问题,其实就是避免被迁怒而导致交流失败。

所以,什么人真的可以放心地向他敞开心扉,任何时候都能把你想倾诉的东西告诉他呢? 除非,这个人具有颜回般的"不迁怒、不贰过"的修养。如果你面对的不是这样的贤者,那么最好还是先观察一下,选择一下说话的时机为好。

6.3.2　情绪与过去

在观念上,我们常常会觉得,情绪与过去具有不可分割的关系。在三大心理核心功能之中,情绪相关的功能被安排到前脑的后部,也体现了这个隐喻。

那么,作为对当前状态进行非逻辑判断的情绪功能,为什么会属于过去呢?

6.3.2.1　影子般的情绪

为了研究情绪的脑机制,科学家们沿用了以往研究感觉的方式,把相关的刺激反复放在被试面前,然后记录他们大脑的活动,包括电活动和功能影像活动。这个方法,在过往的关于感觉、运动、认知等功能的研究中曾经屡试不爽,并且取得了丰硕的成果。

然而,放在情绪研究中,科学家们却遇到了问题。这是因为,情绪的延续时间经常很久。

在感觉研究中,如果先给一个触觉刺激,再给一个痛觉刺激,如此随机交替,那么大脑每次都会对受到的刺激给一个独特的反应,把这些反应按刺激种类平均起来,就能获得两种刺激各自的反应规律。但由于情绪的影响较久,所以一个负性刺激的大脑反应还没有来得及结束,下一个正性刺激又进来了。其结果,是各种刺激的后果交互纠缠在了一起,最后无法很清晰地得出哪种刺激究竟会产生什么样的反应的结论。

换句话说,如果多种情绪刺激不断进入大脑,科学家们就无法很有效地把它们的效果分开。其实,不仅科学家们分不开,连我们作为情绪的感受者,自己也经常分不开。情绪的作用,套用一句中国古老的成语,就是"如影随形"。它一旦产生,会跟着你很长时间。情绪越强烈,它跟随你的时间就越长,转换起来也就越困难。

正由于这个原因,所以我们目前所体验到的情绪,不仅可能是眼前情境的情绪判断输出;也很可能是几个小时前、几天前,甚至可能是几个月之前的某些事件带来的影响。

我们名副其实地活在过去事件的阴影之中。

因此,如果单纯检视自己的情绪,我们有时候会感到心情非常复杂。可以说"五味杂陈"。因为它是自当前以往,许多事件效应的叠加。这么多内容的情绪效应综合起来,难怪我们常常感到喜怒参半、悲欣交集、又气又笑等复合的情绪状态。

6.3.2.2　过去的影子

除了过去产生的情绪会带来影响之外,当前产生的情绪,同样离不开过去的影响。

我们理性思维的逻辑判断,所依据的是已知的前提条件和逻辑的推演。而情绪系统进行非逻辑判断,所依据的则是过往的经验。

我们的大脑自形成以来,从尚处母胎具有了感觉功能开始,就不断地收集着各种环境的信息,并把这些信息与同时产生的其他变化之间建立联系。巴甫洛夫发现的内脏学习的条件反射,仅仅是情绪学习的一个特例。内脏活动与情绪活动类似,都是处于理性控制之外的。但与普通内脏活动不同,带有强烈情绪色彩的内容更容易建立起学习。例如,让动物学会行为与获得食物奖励之间的关系,可能需要几十次乃至上百次的训练;但如果想让同样的动物学会行为与被惩罚之间的关系,只需要几次,甚至一次训练就能学会。

所以,情绪学习几乎是即刻的在线学习。

我们从小到大,积累了无数的情绪学习经验,这些经验,基本上都存储在意识所不及的地方,它们就是非逻辑情绪判断的依据。因此,我们的情绪,从根本上就是过去经验的产物。是身体根据过去的经验,对当前情况所作的提示。

从这个角度上来说,情绪,就是过去的影子。

由于世界是无限丰富的,而过去的经验总是有限的。因此,情绪的输出,也极有可能是不准确的。

另一方面,正因为情绪系统在作出判断时,动用的是所有的情绪学习线索,而这些线索由于位于理性之外,没有经过整理,因此常常并不一致,甚至可能是自相矛盾的。例如,我们儿时从母亲那里得来的情绪学习,就很可能与从父亲那里得来的截然不同。而在缺乏理性监察的情况下,这些彼此互异乃至互相矛盾的判断依据,都会做出自己的情绪输出。所以,即使没有最近的其他刺激效果作为干扰,我们在面对一个牵涉面广、层次丰富的刺激时,所做出的情绪判断也往往是多种多样,五味杂陈的。

情绪判断,就像我们体内王国的议会会议。每个议员都代表着不同的利益,大家都在努力发表意见,吵成一团,完全无法达成一致的决议。不幸的是,和真正的政府运作机制不同,我们的情绪议会即使极少能够达成一致决议,但却并不妨碍每位议员都把自己的意见直接提交给总统。于是,我们的理性这个可怜的总统,就要同时面对着可能有几百种之多的不同的情绪倾向……

6.3.3 情绪的升华

6.3.3.1 再谈自知对情绪的影响

那么,如果具有了自知的素养,究竟能怎样地改善情绪功能呢?

首先,情绪在某种程度上像是我们"心镜"上的阴影,而知觉则像是光明。在知觉的作用之下,情绪就自动有缓和的倾向。

科学家们曾经做过这样的研究:让被试在接受疼痛刺激的同时,评价这个刺激的强度,以及刺激带给他们的情绪影响。结果,他们发现当被试开始评价疼痛刺激本身时,尽管刺激的强度仍然不变,但刺激带给他们的情绪影响却降低了。这说明,一旦认知过程参与进来,情绪就有缓和的可能。

其次,当我们认真观察自己的情绪过程时,就会清楚地了解究竟是哪些刺激、哪些想法、哪些内在感受导致了当前的情绪。这种了解非常重要,因为这样才能真正发挥情绪判断的本来意义——帮助我们决定一种情形的潜在倾向。而一旦我们用理性接受到了情绪判断所指向的对象,那么这个情绪判断过程就已经结束,因此大脑就不会指挥身体继续释放相关的激素,从而加速情绪的消退过程。这可能就是认知评价能够缓和情绪的原因。

能够迅速用理性确认情绪判断的指向对象,也就为情绪判断系统腾出手来,对后续的对象加以判断。因此,对情绪过程的细致观察,会让自己的情绪判断更迅速、更准确,更细致。从而对环境具有更敏锐的直觉。如同在战场上冷静的指挥官、丛林中冷静的猎手一样,能够迅速地从蛛丝马迹中获得准确的情绪判断,决定采取哪种相应的措施。这样的情绪判断与理性逻辑判断相结合,才会造就全局上的指挥得当与胜利局势。

在日常生活中也是一样。如果能够迅速对周围的事物做出情绪判断,就能够让情绪判断系统在大部分时间内处于待命状态,因而能够准确地捕捉有利的时机,来执行一些重要的行为。比如,向领导提建议,向心爱的人示爱,以及给孩子提出新的要求,等等。反之,如果没有能够及时了解过往情绪判断的指向对象,那么情绪判断系统总是处于过载状态,同时总是有多个对象的情绪判断输出叠加出现,就会难以确定什么才是有利的行动时机。

重要的一点是,认知参与到情绪过程中,不是让思维跟着情绪去想,而是让知觉去观察情绪运动的过程,以及与之相伴发生的其他过程。这种冷静的观察,才能形成对情绪过程的透彻了解。如果让思维卷入情绪过程中,那我们就陷入了为情绪提供解释、再由解释产生进一步的情绪这样的无解循环之中。这就类似于某种抑郁状态。

因此,观察情绪,要小心不让思维轻易卷入。

6.3.3.2 再谈情绪与情感

正如孔子对颜回的赞誉,颜回不是没有脾气,他只是不迁怒。同样地,他不是不会犯错误,他只是不贰过。因此,情绪调节的目的,不是让我们变得没有了情绪,或者变得谨小慎微。而是对情绪过程的自知,让情绪判断变得更迅速,更高效,更敏锐,从而让情绪判断系统在大多数情况下变得比较清闲(游刃有余)。

换句话说,我们那些"小情绪"变得只是一闪而过,而且我们更快地知道它们的所指。

这样,我们的情绪判断系统功能就开始扩展,开始关注周围更大范围的事件。高等生物开始具有的共情功能,就是情绪判断系统这种升级的雏形。对人类来说,一旦这个系统从众多的"小情绪"中解放出来,它就开始对更大范围内的情境有了非逻辑判断的能力。这时候,我们说这个人开始有了"公共心"。

很多时候,人们误以为这种公共心是理性思维的结果。但实际上,理性思维经常导致对大局势的错误判断。历史上,王莽、王安石等变法的失败就是著名的例子。这些读书人并没有真的去用心体会天下百姓的悲欢离合,只凭着自己的聪明才智和理性逻辑,就想创造一种普利天下人的法律制度。这种缺乏情感判断成分的公共心,其实并不是真正的公共心。它只是自我思维的逻辑扩展。

只有结合了情感功能的非逻辑判断能力,才会产生真正的公共心。而能够产生和参与公共心的情绪判断,也就上升到了情感的范围。

最小范围的情感就是爱情。因为爱情已经不再是关于自己,而是关于两个人。能够用非逻辑情绪判断过程理顺相爱的两个人的互动状态,才是情绪开始上升为情感功能的标志。而能够在一个家庭的范围内运用情绪判断处理好全家人的关系,则是情感功能成熟的标志。正如俗话所说的:清官难断家务事。这是因为,清官判断家务,依靠的是理性逻辑。但家务常常是情感问题,无法纯粹靠逻辑解决的。

所以,《大学》才说:"自天子以至于庶人,壹是皆以修身为本。""欲齐其家者,先修其身。"修身,在很大程度上,就是了解自己内心的情绪过程,让情绪上升为情感。情感的成熟,代表了一个人不再我行我素,而是开始与家人、与朋友、与社会、与世界有了超越逻辑思维的互动。这是一个人走出自我,开始家庭和社会生活的起点。

所以,现代人才认为,爱情,让人变得成熟。

6.4 生理执行扭曲

在 21 世纪之初,当心理学再度进入中国社会大众的关注范围之时,曾经有一个印象,似乎中国人并不像西方人有那么多的心理问题。

这个判断的依据也很简单,因为西方有大量经过严格职业训练的心理医生;在美国,每个有保险覆盖的人,都会有自己选定的心理医生,就像他们都有选定全科医生和牙科医生,以及每个女性都有选定的妇科医生一样。而在中国,这样的职业心理医生非常稀少;取而代之的心理咨询师队伍,数量与人口的比例也远远低于美国。然而,尽管我们经常看到大医院人满为患的场景,却从来没见到心理诊所供不应求的报道。

难道,是中国人对心理问题天然免疫吗?

详细探讨下来,却发现这个问题不是那么简单。首先,中国文化下的社会关系状态和美国不同。美国人相互之间都比较热情,但大部分朋友的交往都比较表面,很少会触及内心深处的东西。他们把这些地方看作隐私,一般都主动避免谈及。因此,他们遇到心理压力和问题,只能利用心理医生这个出口,加以解决。而中国社会中,人们习惯于相互攀谈家长里短,特别是知心好友之间的交流比较深入;而子女与父母之间、与师长之间交流的内容范围也比较广泛。因此,他们遇到心理问题,一般会找好友倾诉,或者向父母、师长倾诉。只有特别封闭,社交障碍比较严重的人,才可能需要心理医生的帮助。

其次,如果详细观察中国医院中的疾病种类,会发现有一些比较奇特的疾病。这些疾病的患者会报告主观上的不适,但很难找到准确的病因,也看不到生理上的明显病变,甚至症状本身都经常变动。这些患者通常诊断为"神经衰弱"、"不定陈述综合征"等,也称为"躯体化障碍"或"躯体形式障碍"。换句话说,中国的人群可能更倾向于把心理问题投射到身体症状上,然后找医生就医求治。尽管不一定能够明确观察到病理改变,但患者的主观不适感受是很清晰的,并不是普通意义上的"装病"。

因此,这后面一种情形,其实是心理问题转化为生理问题的出口。而这个出口,可能是心理健康影响生理健康的重要途径。

6.4.1 心身影响

在唯物主义科学最鼎盛的时候,人们曾经倾向于否决一切心理对身体影响的可能。所有提出心理似乎能够影响生理活动的人,都会被斥之为幻觉、精神病,或者至少是神经衰弱的表现。然而,近年来随着心理科学逐渐回到大众视野中,人们逐渐开始接受这样的一个事实,即至少在某种程度上,心理改变对生理改变是有一定影响的。

实际上,在中国古代的文化中,很早就已经注意到了心理问题对生理和行为的影响。例如,《礼记·大学》中曾说:"身有所忿懥,则不得其正,有所恐惧,则不得其正,有所好乐,则不得其正,有所忧患,则不得其正。心不在焉,视而不见,听而不闻,食而不知其味。"总之,如果有了这些具有偏向性的好恶情绪,就会导致行为的偏差,乃至影响到内脏功能和内心状态。所以,古人得出结论说:"此谓修身在正其心。"换句话说,想要理顺生理和行为状态,没有整理好心理状态是不可能实现的。

6.4.1.1 躯体化

《庄子·人间世》中记载了一则故事,说叶公子高受命出使齐国,临行前来向孔子求教,说了一大段恳切的话,其中有一句是:"今吾朝受命而夕饮冰,我其内热与!"然后求孔子给他指教。也就是说,叶公子高说自己早上刚接了这道命令,晚上就不得不靠喝冰水来压制喉咙里那种火烧火燎的感觉。难道自己有内热的毛病吗?当然不是。叶公子高知道,他自己没有内热,所以会有这种症状,完全是接了这道超级难题之后焦急所致,所以才向孔子求教。这种接了艰难的重任之后喉咙火烧火燎的现象,老百姓俗称"上火",就是心理的焦虑情绪躯体化成为身体症状的生动实例。

实际上,前文所说的躯体化现象,并非中国人所独有,在全世界都是普遍存在的。最初提出"躯体化"这一观念的是奥地利医生及心理学家威廉·斯特克尔,他也是弗洛伊德最早的追随者之一。据说精神分析学派实际上是他辅助弗洛伊德共同创立的。所谓躯体化,就是某些心理或精神状态产生出生理症状的现象。躯体化的程度也多种多样,从轻微的感受一直到严重的躯体化障碍。

根据弗洛伊德的精神动力理论,躯体化其实是某种自我防卫,它下意识地把被压抑的情感用象征的方式表达为身体症状。这如果不是西方世界第一次注意到这种现象,至少也是他们第一次给这种现象一个理论上的解释。

6.4.1.2 心身疾病

但心理过程对身体的影响远远不止于制造一点类似疾病症状的感觉。前文所说的"上火",如果没有及时采取措施,真的可能变成咽炎、扁桃体炎乃至更加严重的疾病。长期的情绪问题,也可以导致胃溃疡、萎缩性胃炎,甚至进一步引起肿瘤。这些以心理因素为主要或重要病因,导致躯体症状并出现器质性病变的,称为"心身疾病"。医学家们甚至以此为依托,还建立了一门称为"心身医学"的学科,用以探讨心理社会因素对身体过程乃至生活质量的影响。

然而,如果仔细考察现有的研究成果,就会发现支持心理过程对身体状态、其至重大疾病的转归有所促进的,多数是心理学家所做的研究;而在临床医学家所做的研究中,经常报道这类效应"不够强"、"无法达到统计学标准"。产生这类矛盾的结果的原因,固然有可能出自两群科学家最初的立场不同,采用的研究方法不同,评估的标准不同,对心理调节技术的掌握不同等。但最核心的差异在于,心理学家重视的是个体水平上的干预,是一对一的治疗。每个患者如果能够而且愿意接受心理干预,在心理学家的全力工作之下,就可能出现改善;而医学家采取的是临床标准化统计,采取的是人群的平均情况。对于高度个体化的心理过程而言,采取平均情况无异于把一些高度异质性的过程放在一起试图统计,这本身就违反了统计学的基本假设,当然很难指望得到有明确意义的结果。

6.4.2 身心结构的层级

对于生物医学家而言,要理解心理能够影响生理是困难的。随着脑科学的发展,他们能够接受各种思想情绪都有相对应的脑活动。但这些脑活动何以能够进一步改变身体上的生理过程,其至参与到一些重要的疾病过程中,这个弯对于受过彻底的生物科学训练的人来说转起来还有些困难。另一方面,社会与经济因素也是一个重要的影响因子——毕竟,药物是可以申请专利来销售的,而心理干预无法纳入这个体系。然而,更重要的是,心理对身体过程发挥影响的理论框架还没有很好地建立起来。最近百年来,心理学的发展长期滞后于生物学的发展,理论上的阙如是重要的一个环节。

6.4.2.1 身心与电脑

生命内部究竟是怎么运作的? 在机械科学时代,人们把身体设想成一部高度复杂的自动机器,一切都按照架设好的精密结构精确地自动运行。然而,随着科学的发展,连工业生产过程都不再纯粹依赖自动机器了——因为有了可编程机器人和电脑控制的生产线的出现。这时候,决定机器运作方式的,已经不再单纯是机器的结构本身了。控制机器所用的程序占据了越来越重要的地位。

譬如今天一台普通的个人电脑,如果有一百个人买了同样厂商、同样型号、同样硬件配置的一百台电脑,在使用了一年之后,如果我们再去观察这一百台电脑,就会发现他们已经几乎是一百台完全不同的电脑了。因为,不同的使用者会根据自己的工作或者生活需要,给他们装上不同的应用软件,其至修改成不同的操作系统配置。比如,有的人可能用它编辑出版文档;有的人可能主要用它做出各种精美的图片;有的人用它合成电子音乐;有的人用它做大规模数据分析;有的人甚至可能用它玩高性能的电子游戏。

有了电脑作为参照,如果今天还认为,具有同样基因的两个人会表现的完全一样,那就真有点死脑筋了。很显然,基因只能为我们提供关于生产身体蛋白组件的蓝图,以及和对这些蓝图的种种操控相关的、来自我们父母辈的信息——也就是说,遗传学和超遗传学信息。但这一切都是用来制造我们身体这部巨大设备的硬件的。至于它里边会装入什么软件,就不是由基因说了算的了。它最多只能做一些大致的、范围性的限制。所以,正如对于电脑用户来说,学会使用软件远比学会制作和维修硬件更为重要一样,研究操作身体的软件结构,才是了解身体功能最重要的环节。

在 20 世纪最后十年间,人们逐渐开始认识到,同样的神经递质、同样的激素,在脑内不同部位、在不同的身体状态之下,所发挥的效果是不同的。这个认识对于当时习惯于拿一种体内化学物质与一种药物相对应的生物科学家们而言,是非常震撼性的。同样地,随着脑科学研究的发展,过去习惯于把一种功能定位到大脑某个确定部位的神经科学家们,看到大脑居然采用分布式的神经网络动态管理各种功能,也同样感到非常震撼。

6.4.2.2　生理模板

20 世纪 90 年代初,科学家们在考察脑的痛觉调节功能时就注意到,尽管脑内每个区域、每种神经化学物质都有一定的分工,但它们对于痛觉的调节作用却不是绝对的,而是依状态不同而变。换句话说,随着其他脑区、其他化学物质活动的不同,所关注的脑区和神经化学物质的特定活动对痛觉的影响也是有差别的,甚至会产生完全相反的效果。考虑到当时已经逐渐进入人们日常生活的电脑的启发,笔者曾提出在生命的物质结构基础上,可能还有一层功能结构,类似软件与硬件的关系那样,操控着生命物质结构的运作。因此所谓状态不同,实际上就是功能结构动态的不同。笔者当时将这种能够控制生物结构选择性地执行不同生理功能的功能结构,称为"生理模板"。

生理模板观点的提出,实际上同时受到了中国医学和心理学的启发。中医传统上认为,推动身体功能活动有一些背后的能量结构,称为"经络"、"脏腑"、"气血"等,它们的变化改变着身体功能的状态。而在心理学中,人们的性格、习惯、思想、情绪等,对行为也有着重要的影响。综合这两方面考虑,我们身体的操作必定不会仅仅局限于解剖结构本身,而是在其上另有控制手段。

如果考虑心理学本身的复杂性,以及在中医理论体系中能量体系的复杂性,这个生理模板本身的结构可能非常复杂,具有很多的层级。就如同在电脑上,在操作系统之上,还有大型框架软件,然后在其上再可以运行更为容易编制,从而与用户更加友好的程序;而在操作系统底下,还可以运行一些更接近机器层面的程序,从而改变操作系统本身的性能。同样地,操作我们身体活动的模板,很可能有生理、心理等多种层面,而每个层面内部又可以划分为若干层面。如果认真发展这个理论体系,也许能够诠释许多目前纠缠不清的生命现象。

6.4.3 生理与行为扭曲

射击与射箭,或许是所有竞技体育项目中最为微妙的。所谓"差之毫厘,失之千里"。击发瞬间动作微小的偏差,可能就会导致成绩大打折扣。在国际比赛当中,经常有夺冠热门或者头号种子选手,结果成绩差强人意的现象发生。有时候,运动员自己都莫名其妙,觉得"好像有人在掣自己的肘"。总之,就是手臂莫名其妙地动了那么一点点,结果一发就打坏掉了。

尽管在篮球、足球这类比赛中,也存在因为动作变形导致偏出的例子。但由于那是在激烈对抗之中,因此这种动作变形还可以解释为被对手逼迫所致。但在射击和射箭的情形下,对手都在自己的安全距离之外,没有可能真的上来掣肘。所以,真正在掣自己肘的,只能是自己的内心活动。所以,孔子曾经感慨说:"射有似乎君子,失诸正鹄,反求诸其身。"也就是说,如果射而未中,丝毫不能怪别人,只能回到自己这里找原因。但孔子从这里引申出去,认为真正懂得心理学的人——君子,不论什么事没做成,都会回到自己这里找原因。

6.4.3.1 心理免疫学

生物学家曾经认为,免疫是细胞水平的过程,和心理可以说完全南辕北辙——八竿子都打不着。然而,20 世纪最后十几年间,一系列发现彻底打破了这个可以说是人为设置的屏障壁垒。

首先,科学家们发现,神经系统和免疫系统有密切关系。也就是说,大脑的某些活动有可能调节免疫过程;反过来,免疫系统所释放的物质,也能调节大脑的活动。然后,科学家们把内分泌也加了进来,提出神经—内分泌—免疫其实是一个大型复合系统,过去分别研究所提出来的三个系统,仅仅是由于研究视野的局限所致。

然后,生理学家们就发现,免疫系统还能建立条件反射!换句话说,不仅吃饭听铃声会导致下次听到铃声流口水;如果在接触某种细菌、产生免疫抗体的时候听了铃声,下次就不需要再碰到细菌,只要听到铃声就能分泌抗体了!这个听上去荒诞无比的说法,居然被科学家们反复的实验所证明。而且,不仅免疫反应能建立条件化,免疫抑制也能建立条件化。如果你在被某种化学药物抑制了免疫力的同时听到了铃声,那么对不起,下次再听到铃声,你的免疫系统就会自动投降,不再尝试抵抗疾病的入侵了!

从这些现象,我们就知道想生病是多么的容易了。在面对感染性疾病的时候,只要你的心理状态有些不对,刚好抑制了免疫反应,感染就发生了!不仅是感染,免疫系统对于像肿瘤、哮喘、红斑狼疮等许多疾病的发病都非常重要。所以,心理状态不对,可能会引发多种疾病。这还是已经知道机制的部分。对于那些还没被发现机制的部分,或许还有更多途径,可以让心理直接导致身体的疾病。

随着生命科学研究的进展,人们已经发现,身体上几乎所有的过程,都会受神经系统和内分泌系统的直接或者间接的调节。而心理活动会对这两个系统产生非常密切的影响。所以,心理活动几乎与身体上所有的过程都有直接间接的关联。如果心理状态不对,那么许多生命过程都有可能会受到影响。如果某种影响现在人们还不知道,那只能说,我们的观察还不够细致,数据积累得还不够多。

6.4.3.2 情绪的生理效应

20 世纪 50 年代,美国心理学家玛格达·B·阿诺德在提出情绪的认知理论时,就指出杏仁核在情绪处理中可能具有重要地位。后来的研究发现,这个核团不仅在感觉的情绪评价中至关重要,并且还与诸多情绪输出脑区、特别是控制内脏活动的脑区存在密切的联系。而内脏活动与情绪的关系,在日常生活中早已为人们所熟悉。例如,西方人在发生强烈的心理抵触情绪时,会感到恶心,甚至会直接开始呕吐;中国人在生气的时候如果正在吃东西,会感到胃部痉挛和难受。所以中国民间俗语中有"生气不吃饭"的告诫。如果正在吃饭的时候不巧生起气来,宁可把嘴里这口饭吐出来。否则,对消化系统的影响可能会是长期和慢性的。

前文所提到的"朝受命而夕饮冰",也是情绪导致生理改变的重要例子。此处,情绪改变的是免疫系统的功能,因此导致咽部炎症反应的加重。同样地,当我们产生强烈情绪的时候,如果仔细观察自己的身体,肯定会发现有某些内脏或者躯体部位的感觉与平时不同。因此,中国医学所说的"情志过度伤及五脏",是可以有观察事实作为证据的。

当然,情绪所影响的远不止内脏活动。它对身体的运动状态也有重要影响。例如,在运动员参与比赛时,通常都会有一定程度的应激。适度的应激,可以增加注意力,提高身体的反应性,有利于提高比赛成绩。但过度的应激,会反过来导致注意力漂移不定,而且身体的可控性也会下降,反过来影响成绩。其实不仅是比赛,从事任何行为,如果应激水平没有处在适当的程度,就可能会导致行为异常,从而出现问题。这些问题要么表现为身体在行为过程中受到损伤,要么表现为行为的结果出现偏差,从而导致目标失败。

6.4.3.3 心理问题与犯罪

近年来,在司法审判中,经常出现某犯罪嫌疑人因"精神病史"或"疑似精神病"而被从轻判决,改为送精神病院治疗的情形。一方面,这是心理学重新进入大众视野,改进了大众对罪犯一边倒的负面印象的结果;另一方面,这样的案例也可能被罪犯利用,来为自己开脱罪责。由于心理疾病和精神疾病在诊断上的模糊性,这样的举证通常很难被证伪。

但从心理学上说,心理问题确实会导致行为扭曲到犯罪的程度。或者说,几乎所有的犯罪嫌疑人,在某种程度上都存在心理问题。一个心智完全正常的人,很难想象他何以会对自己的同胞人类伸出犯罪之手。但认知、情绪、感觉等方面的功能异常,却可以扭曲行为,导致类似犯罪的行径出现。因此,对一个心理学高度发达的社会而言,处置罪犯最好的方式,或许不是简单地判刑若干年然后关起来,而是针对性地进行心理治疗。也就是说,过去所提出的"惩前毖后、治病救人"的方针,确实有它的心理学依据。

从这里也可以看出,执行扭曲是非常重要的心理现象。它不仅能导致疾病、导致心理活动和行为异常,还能导致犯罪和各种社会问题。由此,心理学的关注点也从个体的健康,扩展到了社会行为的健康领域中。

6.4.3.4 两秒钟原则

即使问题没有严重到犯罪的程度,行为扭曲也可能给人们带来其他的困扰。例如,我们都有所谓"脱口而出"的现象。在某些特殊场合下,我们会似乎不经过大脑地说出一些话,而之后马上就会为自己说了这句话而后悔。古人常说"覆水难收",就是说有些话一旦说出口,就很难再挽回它的影响。比如,亲人、夫妻、好友之间因某种原因发生争执的时候,如果说出了没有经过理性思考的话,就可能导致关系破裂、夫妻反目、亲子疏离等后果。实际上,这些话之所以会出现,就是因为内在的隐藏情绪过程扭曲了行为,导致本来如果平静地表达可以实现良好沟通效果的话,变成了一句伤人到足以导致关系破裂的粗口。

在驾驶训练课程中,通常会介绍一个"两秒钟原则"。就是如果你开车跟在别人的车后边,那么你要想办法让自己和前车之间的距离保持在,以你的车速需要两秒钟才能跑完的距离上。例如,如果你的车速每秒10米,那么你和前车的车距应该至少保持20米。

根据神经科学研究,我们的感觉从刺激发生到进入意识水平,大约有半秒钟左右的延搁。而那些经过意识主动启动的行为,在实际发出行为之前,也有大约1.5秒的准备时期。因此保留2秒钟的间隔,就可以确保前车如果出现紧急变动,这个感觉信息有足够的时间进入你的意识水平,并让你的意识有足够的时间发出一个清晰的行为指令来做出应变。

这个原则也同样适用于其他行为。比如,如果你正在和你的亲人、配偶、或者好友发生争执,那么请你确保在对方说出一句话,而你正处于情绪激昂的情况下时,要等待至少两秒钟再说出你的回应。这样,就能保证你的确用意识处理了对方的这句话,并且在意识的主动参与之下做出了你的理性回应。而不是不经大脑地说出一句可能会让你后悔终生的话。

让所有的反应至少经过意识加工再做出,这是减少执行扭曲的最基本措施。

7 沟通的扭曲（下）

"古之欲明明德于天下者,先治其国;欲治其国者,先齐其家;欲齐其家者,先修其身;欲修其身者,先正其心;欲正其心者,先诚其意;欲诚其意者,先致其知,致知在格物。"

——《礼记·大学》

中国的知识分子,虽然开始读书时所学都是关于自我修养的学问,但其抱负却绝对不止于仅仅管好自己。尽管各家各派学问,都以成贤成圣为个人修养的核心,但其究竟处,则有"内圣外王"这一最高纲领。这个说法始于《庄子·天下》:"是故内圣外王之道,暗而不明,郁而不发,天下之人,各为其所欲焉,以自为方。"

其实,只要认真读一下《庄子·内篇》的各章标题,就可以明白庄子的用心了:

- 逍遥游第一
- 齐物论第二
- 养生主第三
- 人间世第四
- 德充符第五
- 大宗师第六
- 应帝王第七

可见,整个《庄子》内篇的学问,就是从个人修养开始,回归人间,德行圆满,成大宗师,最终普及于天下。这条路,可以说是中国所有真正的知识分子,做学问的共同道路。

本书所关注的尽管是健康问题,但个人健康的提升就是修养和进化,同样的原则,在完整建立之后扩充之于社会,也就是社会的进步和发展。因此,本书所讨论的心理健康问题,同样可以扩而充之,成为我们认识社会、进而改变社会的起点。

反过来,如果个人的心理没有调节到健康状态,那么就会在与周围的人接触的过程中,对身边的人和事产生负面的影响,进而殃及越来越大的范围,直至祸及国家乃至世界。

因此,个人心理健康和社会健康、世界局势之间,并没有断然分开的界限。

7.1 引言

当前是一个快速演变的时代。举目所见,几乎一切都在变革之中。比如,席卷世界的城市化潮流。中国目前的城镇化,就是这个潮流的体现。这个大潮几乎不可阻挡。尽管全世界的绿色环保组织都在抗议城市化对自然生态的影响,包括日渐缩小的耕地面积、日渐减少的农村人口,以及不断告急的环境污染、能源紧缺、水资源紧缺等,都在无声地给这股大潮投反对票,但这股潮流仍然不可阻挡地前进着。

为什么呢? 因为人们喜欢城市的生活方式,喜欢那种方便、舒适的生活,喜欢现代化带来的各种便利。能够住在现代公寓中,使用抽水马桶、现代家电、互联网和城市各种基础服务设施,能够使用汽车等现代交通工具,使用手机等现代通信工具。在这种情况下,谁还愿意回到面朝黄土背朝天的农村,去过那种没有自来水、没有下水系统、没有高级公路,没有快递服务、没有网上订餐,每天都要和老天爷做斗争地种着几亩地,盼望着地里的收成能喂饱全家人的肚子的日子?

所以,城市化的脚步不可阻挡。这一次,谁反对都没有用。

不过,城市化也未必注定会把人类的未来推入深渊。如果能组织起适当的社区结构和城市管理体系,现代大城市完全可以成为人类文明发展的有力支柱,给人们带来稳定、繁荣的生活。就如新加坡的发展所展示的。而和新加坡具有类似经济发展速度和人口增长规模的尼日利亚的拉各斯市,却代表了另外一个极端:管理混乱,城市发展严重失序,社区微结构畸形或干脆解体,全体市民几乎都生活在水深火热之中。

7.1.1　稳定繁荣的新加坡

位于马来半岛最南端的新加坡,是一个著名的港口城市,也是一个城市国家。也就是说,这座城市本身就是国家。

自从 1819 年成为英国的贸易商埠起,到 1965 年宣告独立,新加坡经历了长达 141 年的殖民统治。但这接近一个半世纪的殖民统治,并没有摧毁华人比例高达 75% 的新加坡人发展自己国家的内在动力。尽管新加坡的整个面积只有 710.3 平方公里,并且几乎没有任何自然资源,也没有石油;但这都没有影响新加坡成为东南亚经济最发达、管理最出色的城市。

自从独立以来,新加坡人口就保持迅速增长,年平均人口增长 2.2%,到 2014 年人口已达到 547 万人。这个从前悄无声息的英国贸易站,如今已经成为亚洲重要的金融、服务和科技中心,全球电子零件供应国,全世界最繁忙的港口,以及全球重要的原油提炼与分销中心。2014 年,新加坡的国民生产总值达到 3 078.72 亿美元,超过了许多人口众多的国家,如菲律宾、巴基斯坦和埃及。国民平均收入每年超过 5 万美元,甚至高于美国。

新加坡是全球化最彻底、最稳定、最繁荣的国家。它积极参与各种国际组织,与亚洲各国和平共处,使自己成为富足、洁净、节能的国家。国内环境优雅,公园、剧院与博物馆林立,医疗体系完善,国民平均寿命高居世界第四(男性 80 岁、女性 85 岁)。它执法严格,治安良好,贪污、暴力犯罪、非法性交易和毒品买卖几乎绝迹,堪称世界典范式城市。

新加坡的发展,代表了人口增长与经济增长的妥善管理,也塑造了经济富足、技术发展与文化气息同步实现的城市发展模式,使其成为人们安居乐业的美好家园。

7.1.2　混乱的拉各斯

值得注意的是,人口快速增长和经济迅速发展,并不一定是以城市的健康发展为前提的。城市快速发展最首要的条件,并不是良好的居住环境、良好的治安和顺畅的交通。城市有可能持续不断地扩张,但环境却每况愈下。从长远看来,这样发展的后果将是灾难性的,但在这后果出现之前,并不妨碍城市的迅速发展。

和新加坡一样,拉各斯市也是在岛屿上发展起来的港口城市,也是英国的前殖民地,并且一直是西部非洲最重要的商港。拉各斯和新加坡独立的时间也相近,于1960年宣布独立。甚至两个城市的地理位置和气候都相仿,都是靠近赤道,炎热潮湿的热带气候。

自从独立以来,拉各斯的人口增长速度比新加坡更快,每年大约增长5%,在21世纪的最初十年中几乎增加了50%,总人口超过了千万。城市的快速发展,吸引了尼日利亚各地的乡村居民来到拉各斯谋生。预计到2025年,拉各斯将成为世界第十二大城市。以拉各斯为经济中心,尼日利亚在2014年的国民生产总值已达5 685.08亿美元,远远超过了新加坡。拉各斯本身也是整个西非的商业贸易中心。

然而,拉各斯始终未能解决人口急剧增长带来的问题,如交通拥挤、贫困脏乱、贪污腐败、治安混乱、疾病流行等。这些因素使拉各斯成为全世界最大的贫民窟城市,国民平均年收入只有2 200美元,供电、卫生设施、教育、治安都非常混乱,道路瘫痪,基础设施完全无法满足居民的需要。尽管经济增长迅速、城市化迅速,但拉各斯的发展结果却与新加坡有着天壤之别。

因此,城市化不是祸根,真正有可能危及人类未来安全的,是城市规划与管理的失当。

那么,怎样的结构才能保证城市的健康发展呢?新加坡的成功模式,未必可以复制到其他城市中。因此,了解社会的心理结构规则,了解怎样的社会组织和合作方式能够带来高效的繁荣,才是未来城市化取得成功的关键。

正如人类个体的行为受到其心理活动的决定性影响,人类的社会群体行为,同样受群体的心理活动规律的影响。了解心理运作方式,才能更好地了解让社会稳定繁荣的关键。

7.2 生命体系的引申

哈佛大学的分子与细胞生物学家们制作了一部著名的视频《细胞内的生命》,描述了血液中一个普通的白细胞的内部生命活动①。每个人看完这个视频之后,都会被细胞内那复杂得如同一座巨型城市一样的结构而着迷。尤其是当看到细胞内部有那么多复杂的过程、多种多样的细胞器,却能够精准地协调运作,各行其是而出色地完成整个细胞的活动,让人们不觉开始疑问:究竟是什么协调了细胞内这么多细胞器的举动,从而让这一切有条不紊地准确完成?

7.2.1 细胞内的生命

考虑到读者可能没有看到或者没有相关的背景知识去理解这部视频,此处简要介绍一下该视频的内容。

我们的血管从动脉出发,不断地分成越来越细的分支,最细的称作毛细血管。在这里,血液中的红细胞——红血球——还能够像飞盘般地被血流冲刷着高速前进,但白细胞——白血球——就只能沿着毛细血管壁向前滚动。为什么呢?如果把二者之间相互接触的地方高度放大,就能看到白血球表面伸出很多由蛋白质构成的小爪,它们不断地抓住类似地由血管壁上皮细胞伸出来的小爪。在形成新的这种拉手状态之后,再松开之前形成的拉手状态。靠这个过程,白血球就能像球一样在血管壁上滚动了。

细胞的外部表面充斥着各种各样类似的蛋白质,它们各自有各自的功用。它们的位置也不一定是固定不变的——有些蛋白质可以乘坐由富含胆固醇的比较硬的脂质构成的小船,在细胞膜表面游荡。细胞膜的其他部分胆固醇含量较小,能够保持细胞在形状上的灵活性。这对于经常需要把自己变扁以便挤出毛细血管的白细胞来说,可能是至关重要的。

细胞膜的内部也有很多蛋白质。其中部分蛋白构成了一个网格状的骨架结构,维持着细胞膜形状的稳定。另外一些蛋白则构成微丝,作为细胞内部的骨架。这些微丝可以根据需要随时合成,而在另外一些地方则会随时分解。这个动态过程让细胞可以灵活地改变形状。由十三束蛋白丝构成的微管则是更为强大的细胞内骨架。它们也能够根据需要合成新的骨架,并分解掉原有的骨架。

---

① 视频网址:http://multimedia.mcb.harvard.edu/。

因此,整个细胞就像一个不断地拆掉旧钢筋,同时又在新的地方搭建新钢筋的大楼,也像一座不断地修筑新路,同时拆除旧路的城市。

如果把这个图景投放到自己所住的公寓或者城市中,这无疑是一幅令人非常不愉快的景象。毫无疑问,如果把一个细胞放大到一座世界都市那样的尺寸,然后让人类凭借自己的大脑来操作其中每一个器件的运作与协调,那么这座细胞城市恐怕运行不了多久就会崩溃。然而,我们的细胞竟然神奇地这样运转了下去,而且还干得风生水起,井井有条。

何况,我们的白细胞城市里的工作可不止是拆路修路,盖楼拆楼……细胞里随时都在合成海量的各种蛋白质,这些蛋白质各有去处:有些直接溶于细胞液中;有些需要找其他蛋白结合;有些则必须嵌在遍布于细胞内,宛如迷宫般的内质网的膜上。然而,这些蛋白中的大部分还没有成熟,需要进一步的修饰。于是内质网就会凸出形成小泡——细胞城市中的超级巴士。这些巴士里边装载着数不清的水溶性蛋白质,巴士的门和窗上也挤满了不那么水溶性的蛋白质。可以说,这是一辆严重超载,超级拥挤的巴士。然而,这些巴士沿着刚才说的微管高速公路,可靠地到达它的下一站——高尔基体。在这里,所有下车的乘客都接受再教育,变成成熟可用、装配就绪的蛋白公民,然后再搭乘下一班汽车来到他们的终点站——细胞膜。在这里,巴士里边的乘客就直接到了细胞外面的广阔天地,而巴士车窗上嵌着的乘客则成了细胞膜蛋白。

需要注意的是,这些囊泡巴士并不是靠自己的动力在微管高速公路上跑的;它是由一个神奇的大力士——运动蛋白拖着,沿着微管向目的方向移动。从内质网到高尔基体,再从高尔基体到细胞膜,囊泡都依靠运动蛋白的牵引才能抵达目标位置。细胞中内质网的不同区域,合成的蛋白公民种类各有不同,它们需要抵达各自相应的高尔基体区域加以修饰,再到达细胞膜上的指定位置以完成功能。所有这一切运输工作都有条不紊,似乎每一位蛋白公民总能抵达他想去的地方以便完成工作。正是由于这种高效率的运转,白细胞才能在我们的身体某处遭遇伤害或者细菌入侵时,第一时间就从滚动状态进入贴壁状态,停止滚动并贴在离出事地点最近的毛细血管壁上,然后变形钻出血管,来到伤病部位开始自己的工作。这就是我们的白细胞在炎症反应时所发生的生命过程。

7.2.2　人体王国

如果细胞内这种高效率的自行组织活动令人吃惊的话,那么再想想我们自己的整个身体吧。我们的身体约由五十万亿个细胞组成。其中每个细胞都是一个独立的生命。也就是说,我们的人体王国有五十万亿居民。如此七千倍于地球的人口如果都拥挤在地球上,恐怕第二天就会爆发世界大战吧? 更何况,我们的身体并不仅仅有这些原住民;我们还拥有宇宙中比例最高的外来人口——如果不把已经没有细胞核,不能算作完整细胞的红血球计算在内的话,我们身体内所包含的外来人口——细菌,它们的数量将远远超过拥有我们自己基因的原住民细胞,这些移民数量几乎达到了原生居民的9—10倍! 再想想当今动辄因民族矛盾而引发内战与分裂的地球世界,我们的人体世界简直可以说是超级模范的天才管理体系了!

尽管拥有同样的基因,但我们体内的细胞却并非长得都一样,而是分化成了外观差异非常大的很多种群,并且依照这些分化大致组成了自己的疆域。例如,由心肌细胞集中构成了心脏,肝细胞集中构成了肝脏,神经细胞集中构成了脑、脊髓和神经系统的其他部分,等等。这种结构其实很像地球上按照民族组织起来的各个国家。与地球世界不同的是,人体内的这些脏器彼此之间并不是相互竞争,互相倾轧掠夺的关系;相反,它们是相互高度合作的共生关系。心脏是动力中心,肝脏是化学中心,神经系统是情报与分析指挥中心,等等。并且,只要我们的运转状态良好,那些数量远远超出原住民的外来人口也会各安其份,默默地做好自己的那部分工作,并且贡献于整个人体王国。

我们或许以为,这一切的发生是由于我们拥有大脑。虽然我们的大脑的确是宇宙中差不多最复杂的分析计算装备,但它并不能直接指挥王国里的每一位原住民——更不要说那些外来人口了。大脑的工作方式更像是议会。负责收集情报的外周神经系统把体内外的各种情报汇总到大脑,然后大脑议会中数千亿议员就分成多组,分头协商讨论某些情报,并作出判断。这些判断有些会转达给其他组议员,另外一些则直接作为情报简报,传递给王国里相关的那部分公民。尽管我们基本上能够随意地支配自己的某些肌肉——我们称之为"随意肌"的骨骼肌,但对身体的其他部位,大脑只能通过情报简报来间接地影响他们的运作。比如,大脑并不能任意改变心脏跳动的速度,也不能任意改变胃肠蠕动的速度。换句话说,除了骨骼肌之外,人体世界中的大部分国度都不受大脑的直接指挥,而是各有其自己的智能、判断和决策体系。大脑送来的情况简报只是他们作出决策的参考信息。

从这个角度来说,我们的身体的确像极了一个世界——只不过,这是一个高效运转,高度和谐,高度节能,社会制度高度合理的世界。如果地球上的人类能够像这样地运转,那么不要说养活七十亿人口不成任何问题;或许,地球真的能养活五十万亿人口,再加上比这多出几倍的外星人。

7.2.3　核心心理功能的起源

拥有这样庞大人口数量的人体世界,如果其中每个细胞都是一个独立的生命,都有自己的意志、判断与决策,那么作为世界本身,它的核心心理功能,也就是思维、情绪和现实知觉,究竟是怎样产生的呢?

现代神经科学已经差不多证明,思维是大脑的产物。但大脑是怎样产生思维的呢?既然大脑由众多的神经议员组成,那么思维当然就是这些议员互相协商所产生的决议。考虑到大脑内有几乎数不清的议员小组,我们能够感受到的思维,其实是这些议员小组在交流中形成的多数派意见。所以,我们的内心经常会经历纠结、犹豫、矛盾和冲突,这是因为从这些议员小组中可能产生好几种分量相差不远的意见。然而,我们通常都会把呼声最高的那个意见视为是自我的意见,并且为它准备充足的逻辑依据,来说明它的合乎理性。这就是思维过程本身的局限之一——为议会中占微弱多数的意见大加背书,导致它看上去更像是唯一可能的正确结论。

思维的另一个局限,就是它的时间错位。议员小组完成讨论,是需要时间的。因此,我们思维的产生,是基于对此前收集到的信息的处理和讨论的结果。然而,我们的思维却几乎总是针对未来的。换句话说,我们试图从逻辑思维中,对未来应当采取的行动作出决策。这个时间上的错位,导致思维本身的决策经常并不是有效的。

情绪的形成则更像是民意调查。我们身体世界中的每一个公民,都有自己的感受;这些感受以某种信息的方式被神经系统的某些部分所收集,让我们产生了自己拥有某种情绪的主观感受。由于身体各部分的状态可能不同,所反馈回来的感受信息也可能彼此有别。因此,我们的情绪结论也是全民公决中多数派的结果。如果表达几种不同感受的公民数量差不多,那么我们的情绪结论也可能是模糊而矛盾的。

另一方面,正如地球世界的公民一样,人体世界的细胞公民对环境的感受,也是建立在对比的基础之上的。因此,同样存在"由俭入奢易,由奢入俭难"的情形。换句话说,好的或者坏的感受,是建立在与此前状态的相对对比上,而不是对当前状态本身的绝对判断。所以,我们基于此而产生的情绪感受,也是这种与过去相对比的产物。

在核心心理功能之中,最神秘的就是现实知觉。因为从理论上,身体王国内没有任何一个细胞公民,不论是身体细胞还是神经细胞,能够对现实拥有完整的把握。换句话说,不论是普通公民还是议会议员,没有一个人能够把握现实的全貌。然而这样一群公民或者议员的共同努力的结果,却让我们在主观上产生了对现实的知觉。这本身就是非常不合乎逻辑的。这就好比我们用视角很小的镜头,对着世界随机拍摄了几千亿张照片,然后,对于世界一无所知的我们,竟然从这些照片中拼出了有关整个世界的完整图像!

当然,我们可以争辩说,我们对世界并非是完全一无所知的,我们至少还有过往的经验作为参考。从表面上看,这个以过往经验支持的现实知觉拼图模型在逻辑上也能够说得通。但这个过程却是不可以无限外推的。也就是说,当我们对于世界形成第一幅完整图景的时候,是没有过往经验可以参考的。那么,这第一张图景又是怎样产生的呢?所以,这个模型框架并不能保证我们获得对于现实的知觉。

因此,与逻辑思维和情绪感受不同的是,现实知觉并不能完全建立在人体世界细胞公民集体工作的基础上产生;它需要某种飞跃才能完成。换句话说,我们居然能够对现实有知觉,这本身就是一个奇迹。

如果要让现实知觉不再是一个飞跃式的奇迹,除非现实本身就是知觉的一部分。换句话说,我们的核心心理功能,至少是其中的现实知觉部分,并不仅仅依靠体内的细胞公民;它同时还把现实本身包括在内。用一句动情的话讲:只因你心中有她,你才能感受到她。

7.3 社会功能及其扭曲效应

细胞城市那有条不紊的高效运作,常常让我们产生一种感觉,似乎细胞有自己的意志,能够主导其中各个过程的运行和互相配合。我们身体王国的五十万亿细胞公民,同样能够有条不紊地高效运作;而我们已经知道,作为这个身体王国的主人,我们的确有自己的意志,虽然我们还不能很有效地随意主导大部分的身体功能。那么,由七十亿人类所组成的地球人类王国,目前正在艰难地、磕磕绊绊地运转着前进,竭力避免走上那看似迫在眉睫的混乱和崩溃;它究竟是否也有自己的意志呢?

要了解这一点,首先我们来解析一下社会功能与细胞、人体功能的相似之处。

7.3.1 意识与人体王国

作为个体的人,我们都很清楚,自己有意识,有自由意志。然而,我们的意识和意志似乎无法延伸到体内任何一个单个的细胞上去。我们无法选择感知某个单个细胞的状态,也无法从意识中给某个单个细胞下达指令。我们的意志可以强大到杀死自己,却无法用意志杀死自己身上的某个细胞。甚至我们也无法用意志杀掉所有的细胞。即使我们是自杀身亡,我们身上的细胞也还能活上一段时间。这段时间足够长到,如果我们自己同意死后捐献器官的话,这些器官还可以移植到别人身上,救活几个需要这些器官的人。

所以,就意志的有效性而言,我们的意志之于自己身上细胞的有效性,远远不如专制帝国的皇帝对于百姓臣民。

然而,带有如此缺乏有效性的意志,却能让这个身体王国中的各项需要广大细胞公民通力合作才能完成的功能高效地运作起来,这实在是一个奇迹。设想如果我们的五十万亿细胞中,每一个都仅仅是一个机械的反应元件,而中央的控制系统又像我们的意志这样缺乏效率,那么这台机器能这么有效地运作吗?显然不行。所以,显而易见,我们身体的细胞每一个都有自己作为独立生命的全部特征,有自己的选择和意志,同时又有高度成体系的组织管理模式。这就保证了在意志作用相对模糊的情况下,它仍然可以完美地运作,完成自己的功能。

7.3.1.1 运动系统的肌肉控制

骨骼肌是名副其实的"随意"装置,每一个健康的成年人,都可以用意识对它们做出近乎完美的控制。然而,这种控制却不是天生的。新生的儿童,对自己的肢体完全无法做出随意的控制,只能模糊地启动和停止四肢的乱抓、乱挥和乱蹬。除了手的抓握、眼睛的追随光影、嘴巴的吸吮和吞咽等少数可以在子宫中就加以锻炼的动作之外,他们对于大部分动作都还不能随意控制。因此,可以说骨骼肌的所有控制,几乎都是通过学习获得的。大脑通过不断地尝试控制,了解每次尝试产生的错误,再尝试加以修正。通过这样无数次的反馈练习,才能最终获得健康成年人那种"随意"的控制体验。

实际上,这种"随意"并不是完美的,它可以通过进一步的训练加以提高。例如,当我们尝试学习一种新的运动,或者把某种原有的运动职业化,例如游泳、自行车、球类、田径等,那么相关的运动功能还会进一步提高,达到接近"得心应手"的地步。而且这种高度熟练的运动技能,一旦在较长的时间内不加以练习,还有可能发生一定程度的退化。就好像如果强迫健康人卧床数月,那么当他再次获准起来活动时,许多动作都会显得笨拙而虚弱,这就是日常的各种动作发生了一定程度退化的标志。

除了由于不用而退化,意志对骨骼肌的控制还可能因为神经系统疾病而减退。例如中风、帕金森病、阿尔兹海默病等。这些疾病波及了部分控制运动的神经细胞,从而导致运动功能的部分丧失。不过,临床康复实践证明,人的大脑终生都具有学习能力。因此,只要坚持锻炼,运动功能还可以获得非常好的恢复。神经科学家吉儿·泰勒的康复,就是这种学习能力的完美体现。

吉儿·波尔提·泰勒是一位美国神经解剖学家。在1996年,也就是她37岁时,发生了一次大面积的中风,导致右侧半身瘫痪和语言功能的丧失。发生中风的早晨,她凭借着意志力和对神经系统的熟悉,在无法辨认名片、无法识别数字的情况下,坚持给同事拨通了求救电话。通过外科手术移除脑中的血块之后,她经过8年的康复训练,完全恢复了语言和运动功能。不仅重返科学工作岗位,还在TED发表了她著名的"中风给我带来的开悟"的演讲,该演讲自上线之后就成了长久的热门演讲。她的同名著作因此成为纽约时报的畅销书,用30多种语言出版;她本人也被时代周刊评为"2008年度全球一百名最有影响力的人物之一"。

如果仔细观察高等动物幼崽的运动功能,就会发现它们的运动功能无一例外都是这样通过反复练习产生的。在哺乳动物中,食草动物幼崽的运动功能最完善,几乎生下来几分钟就能跑路;但它们在母体内长得也最大,而且,有非常明显的母体内运动现象。而肉食动物幼崽则相对弱小得多,生下来几乎完全不能动,有些动物如幼狮连眼睛都没有睁开。它们的运动功能更多地是在出生后训练出来的。鸟类则离开蛋壳后通常只能勉强站立和啄食,所有的飞行和跳跃功能都是后天习得的。因此,意志对骨骼肌的"随意"控制,其实是长期专门训练的结果,可以说来之不易。

7.3.1.2 感知与意识

在人体王国中,感知功能相当于情报收集系统。这里既包括收集外界环境信息的各种感觉器官如眼、耳、鼻、舌、身,也包括收集内部环境信息的情绪感受以及内部和内脏感觉。广义而言,这个系统还收集我们的意识活动内容,也就是大脑议会中各个议员小组所做出的结论性判断。在新生儿,负责完成这些收集工作的感觉器官就已经基本发育完成。因此,情报收集工作可能早在胎儿发育晚期就已经开始了。然而,只有当个体意识产生之后,这些收集上来的情报才会汇总生成整个大脑议会的多数派决议,并作为意识中自我的个体经历加以记忆。在意识出现之前,这些经历就如同我们在熟睡时所收集的环境信息一样,尽管也会进入神经系统,对生命过程做出某种改变并留下痕迹,但却很难通过自我的意识加以回忆。

这些难以回忆的内容,由于它仍然会对生理和心理过程产生影响,并且并不为本人所知,因此时常会给人们带来困扰。自从弗洛伊德的时代起,心理学家们就开始重视这些经历对心理健康的影响,并且尝试通过各种心理技术加以探究和干预。弗洛伊德提出的精神分析疗法,只是这类尝试中的一种。尽管关于这些努力的有效性本身还存在一些争议,但心理学家几乎都公认,这类不为意识所知的过程,对心理活动和心理健康具有重大影响。

7.3.1.3　内脏活动

在我们身体的内部,由比较独特类型的细胞集中构成了若干的相对独立的内脏器官。按照中国古代的分类,有形的器官被分为心、肝、脾、肺、肾,还有胆、胃、大肠、小肠、膀胱。此外,还有两个医学界自己也说不清物质形状,似乎无形的器官,称作膻中和三焦。如果从现代医学的角度看,它们很可能分别代表免疫系统和内分泌系统。因为在膻中所在的胸口处,就有几乎是最大的免疫器官——胸腺;而从三焦与许多疾病的关系来看,至少同时具有内外分泌功能的胰腺,与三焦的功能有着密切的联系。

如果把人体看作一个世界,那么这些内脏器官显然就是各自独立的王国。他们基本上不受主观意志的直接控制;反倒是情绪反应对内脏活动的影响要更多一些。我们说过,情绪相当于民意,也就是人体内细胞公民对状态的集体态度。因此,比起对大脑这个中央情报与控制中心的指挥决策而言,这些独立的器官王国似乎更加重视民意一些。比如,我们几乎无法用意志来启动或者停止胃肠的运动。一旦饥饿,就会感觉到胃部那种痉挛般的收缩;而饭后,胃肠就自行其是地开始消化活动。这一切都无法简单地通过意识指令来停止。然而,如果情绪发生了变化,即使我们的意识非常地不愿意,胃肠活动也都会受到情绪的影响。因此,进餐时如果遭遇到愤怒的情绪,立即就会感受到胃部的不适。

不过,考虑到躯体运动那种随意出自学习过程,那么内脏的这种自主,或许也是由于缺乏学习的机会所致。换句话说,内脏王国之所以不听大脑这个中央指挥中心的指令,可能仅仅是由于这个中心长期忽视了各个内脏王国的运转状况,致使政令难以推行所致。如果想办法加强对内脏活动的感知,并逐渐尝试用意识影响它们,这种状况可能就会得到改善。许多生物反馈疗法的成功,就是因为替大脑建立了一条人工的信息感知途径,从而加速了这种控制。如果不采用外在机器技术来反馈,而是让大脑学习自己去捕捉内脏信息,那么尽管可能需要较长时间,但这种控制应该仍然可以建立起来。

7.3.1.4 意志的模糊控制方式

前面提及,意志对哪怕是骨骼肌这样的老牌随意系统的控制都是比较模糊的。换句话说,我们仅仅是"想"抬手,于是手就抬起来了。我们并没有刻意地想通过控制哪条肌肉来抬手,更不要说选择哪几束肌肉纤维来使用了。所有这些,都由运动系统这个王国本身来运作。我们的主体意志仅仅发出模糊指令即可。同样地,即使我们能够控制自己的内脏乃至免疫内分泌系统,这种控制也是模糊的。我们不会直接指挥一个白血球去攻击细菌,也不会命令某个胰岛细胞释放胰岛素。

因此,这里就存在一个类似哲学的问题:体内的细胞能够感受到我们的意志吗?它们自己有意志吗?粗看起来,说细胞自己有意志似乎是很荒谬的。但在我们下结论之前,先回忆一下前面提及的那个关于细胞内的生命的视频吧。

7.3.2 细胞有没有意志

在"细胞内的生命"一节中,我们看到了细胞这座巨型城市内纷繁复杂的生命活动。重要的是,这样高度复杂,以人类的大脑都无法操作的生命过程,并不是简单机械的重复活动;一旦有所需要,它可以随时调整成近乎全新的活动方式。不仅白细胞在炎症中可以钻出血管变形成吞噬细胞,体内许多其他细胞也具有这种随时调整的能力。例如,我们大脑中的神经细胞,就有相当数量在你看到这段文字的时候,改变了它们的某些部位的工作方式。这些改变包括某些神经递质更加容易释放;相关的蛋白合成速度加快;相关受体的敏感性得到了调节,以便下次能够更敏锐地对同样的刺激做出应答;另外一些递质和受体的传递则受到了抑制,从而下次更加难以作出应答。如果你反复阅读和思考这段文字,那么有些细胞可能甚至会增加一些新的与其他细胞的接触点,同时关闭掉一些现存的接触点。

如果说,细胞自己没有完成某些行为的意向,这样复杂的、由大量分子公民配合操作的、并且可随时调整的过程的精确实施,简直是不可思议的。我们身体内的任何一个细胞,和最初形成的单细胞真核生物的功能总体上来说都非常接近。因此,它们都是拥有自己动向选择的独立生命。但与单细胞生物不同的是,体内的细胞公民不再是一个流浪者,它有了可以照顾自己的国度,因此也相应地要为这个国度做出贡献。这种关系从表面上掩盖了它自己的生存意向。但这并不说明,它比起野生的单细胞生物的生存意向要少。

只是因为我们作为自己身体的意志,还没有足够的敏感性去体察自己身上单个细胞的意志。但这并不能让我们自大到认为自己的细胞都应该没有意志。因为,这种判断是典型的自我中心行为。似乎只要自己不知道的,就一律当作没有。我们应当谦逊下来,不带有主观臆测地去观察,以判断出真实的情况究竟是什么。

7.3.2.1 神经细胞类似意志的活动

我们在前面介绍过海布学习律,也就是两个神经细胞如果同时放电,就可以加强彼此之间的联系。这种状态,类似于两个同生死共患难的朋友,在这个过程中结下了牢固的友谊。反过来,如果两个细胞不同时放电,他们之间的联系就有可能变得松散。这种行为,就很像某种意志的表达。作为心理学家和神经生物学家,海布在提出这个学习律时还没有多少实验事实可以凭借。他几乎是从人类个体之间的行为方式上,推测出了神经细胞的行为方式。然而数十年后,发展起来的神经科学研究技术证明了这个学习律的真实性。在 20 世纪 70 年代刚刚发现这个现象的时候,科学家们还以为只有像海马这样少数的地方才有这种特征,称之为"长时程增强"。直到 20 世纪末,神经科学家才最终确认这种"神经可塑性"是整个神经系统中普遍存在的现象,从而肯定了海布基于心理学观察的天才推测。

而蒲慕明在此基础上所作的时间依赖性可塑性研究,证明了两个细胞不仅需要同步放电,还需要突触前细胞比起突触后细胞稍微提前一点点放电,才能出现细胞间联系的加强。如果落后了一点点,那么就不仅不会加强,反而会出现削弱。他用丐帮召集弟子参战的例子来形象地说明了出现这种时间先后不对称的可塑性变化的规律。而他所用的这个比喻,无意中再一次证明,神经细胞的行为很像人类的个体,他们似乎是有自己的意志选择的。

从细胞对自己内部活动的协调,到细胞之间的相互互动,似乎都表明他们具有某种意志性行为。当然,这个现象的最终证明,恐怕要到我们的意识有办法与细胞直接交流才能办到。就好像如果有一个在进化上远远超过人类的生命形态,在最初见到人类,并且还没有办法与人类交流之时,恐怕也一时难以确定,这种固执、自大的生物究竟有没有真正的意志。

7.3.2.2 局部意志与全体意志

为了能够继续我们的讨论,而不是等到我们学会和单个细胞做意识交流,那么假定单个细胞也有某种意志。接下来的问题就是,这种属于整体组成单元的局部意志,例如细胞意志,和它所组成的整体的意志,例如个人意志,相互之间是个什么关系呢?

这里有三种可能的假设。第一,由局部意志合成全体意志。作为整体的我们,所体会到的意志,其实是全身所有细胞的意志之和。第二,全体意志是在作为整体的结构上另外生成的,与局部意志无关。第三,意志本身是某种"涌现"的性质,它的涌现只需要有足够复杂的生命结构。因此,局部可以涌现意志,全体更加可以涌现意志。这些涌现出来的意志,其实都是涌现之前的那个意志本体的表达。

如果按照第一种假设,就像我们在本章稍早部分的那些讨论,我们的大脑所做的决策,其实是众多细胞群决策的多数派决定。但决策可以这么做,意志却不行。就好像国家的立法可以通过议会讨论中的多数派意见来决定,但日常事务的执行如果也付诸议会就变成了扯皮。因此必须有类似政府这样的部门,依据法律直接先做出自己的判断并加以执行,事后再检讨其间的得失。因此,第一种假设在具体执行时,会是一种较低效率的方式。我们思维中那些比较机械、比较逻辑的部分或许如此,但那些高效的、直觉的加工过程却未必如此。

按照第二种假设,那么各个层级的意志之间可能永远都无法沟通,因为都是在各自不同尺度的物质基础之上分别形成的,而且尺度上的巨大差别让他们难以相互理解。此前研究中,所观察到的个人意志对身体控制的模糊性,似乎在支持这种假设。但考虑到我们的意识对身体控制过程的可学习性,考虑到少数专家级人士对身体功能的那种"如身使臂、如臂使指"的精细控制,这种绝对不可沟通的假设又似乎值得商榷了。

如果根据第三种假设,那么我们真正的意志其实是意志的本体,不论是在身体层面,还是在细胞层面,所表现出来的意志其实都是它的投影或者说涌现。尽管在表面上,不同层面的意志差异巨大而无法沟通,但实际上,此处并不需要让个体意志强行与器官和细胞意志做完美的沟通;真正需要做的,是设法沟通那个意志本体,类似于电影《黑客帝国》中的母机,只要沟通了它,那么在各个层次上的沟通和控制都可以得到良好的实现了。

7.3.3 社会群体与社会意志

地球上的人类社会,其天然的组织方式与人体世界是相似的。即都是由类似的人(种族、地位、职业等)集合成人群,分工负责不同的社会事务,共同建设一个可以稳定持续的生存环境。由于地球上不同区域在地理上的天然差异,并不是每一块地方都适合成为完全封闭式自给自足的生存环境的。在人口较少、资源显得丰富时,这种差异的影响还不明显。一旦人口变得密集,那么那些缺乏某种资源的区域,问题就开始变得突出。如果无法解决,那么该地的社会迟早会面临危机。因此,地球上的各个国家,也需要像人体内的各个器官一样,相互合作,共享资源,建设一个共同繁荣的地球村。这在以往科技不够发达时,本来还难以办到;但在信息产业、互联网等技术高度发达的今天,这已经是有可能实现的了。

然而,当今地球上的态势,显然并没有朝这个方向发展。局部的冲突,恐怖主义,民族矛盾,国家之间的相互威胁,军备竞赛,各国内部的政治角逐,都变得日趋白热化。似乎人类日益走上了一条自我中心、远离合作的道路。如果人体世界像地球这样运转,会怎么样呢? 试想一下,如果你的心脏和肝脏在争夺资源,胃和小肠在搞边境冲突,胰腺的内分泌和外分泌细胞之间在闹民族冲突,左侧和右侧肾脏在争夺领导权,大肠里的外来人口——细菌——在大搞恐怖主义……对于人体来说,这简直是一幅地狱般的景象。大概只有躺在医院重症监护室里,只剩下最后几天生命的病人,体内才会出现这样的情形吧。

7.3.3.1 人群究竟有没有智慧

毫无疑问,我们每个人都是有智慧的。那么,一群人在一起的时候呢?

有人说,当一群缺乏组织的人站在一起时,他们的智商是向其中智商最低的人看齐的。在战争中,并不是人数最多的一方就能获胜。如果军队组织训练不当,一旦遇到意料之外的攻击,就有可能溃散。历史上,曾经出现过前秦苻坚率百万大军南下,却被东晋的谢玄率少数北府兵击溃,就是一个著名的例子。而在当今的世界上,各国都出现过许多群体事件,就是聚集在一起的人群,受到少数人的鼓动而产生动乱,导致生命、财产和社会秩序的损失。因此,前述的说法是不无道理的。让某个个人单独面对同样的鼓动时,人们通常都会冷静地想一想,不会贸然就采取身在集体之中一样的行为。

然而,具有良好组织,拥有共同思想、行动目标和纲领的人群,却能成为强大而有序的力量。

这样的情形,从小一点的集体中可以看出。各种单位、公司,都有各自不同的组织状况。有些集体组织良好,具有团队文化和团队精神,做事效率高,能够克服困难,完成创造性的任务。不在这种状况下的集体,则会出现组织松散,效率下降,产出减少的状况。

还有的时候,由同样的一群人组成的集体,只因为某些条件的变动,就能出现完全不同的状态。例如,苹果公司董事会曾经解聘了乔布斯本人。结果其后一段时间,苹果公司的业绩就出现了问题。而乔布斯自己另外组建的 NeXT 公司则做得风生水起,并且与迪士尼建立了很好的合作关系。最后苹果公司重新聘回乔布斯并收购 NeXT,才让苹果起死回生,创造出 iPhone 和 iPad 系列这样改变了全世界人生活习惯的产品。这种情况说明,集体智慧有可能通过领导人的智慧加以启迪而出现。

7.3.3.2　集体意志与文化

不同文化下,集体意识也各自有所不同。例如,中国近代史上,占主导地位的是以家族为核心的集体意识。人们强调家族观念,强调孝道,强调香火传续。似乎每个族姓都有自己的集体意识,需要通过一代代的延续来传承下去。如果自己没有男性后代,就要从同姓的其他支脉上过继一个后代来传承香火。这种集体意识下,可以保证社会养老,家庭稳定,进而也减少社会的不安定因素,有利于保持社会稳定。但这种情况的缺点也很明显,那就是人们重家事而轻国事,以家族为集体的习惯,使人们在家族之外的活动减少,不习惯参与社会的集体活动,缺乏社会组织纪律和社会参与精神。社会的生产发展和科技进步也因此而受到局限。这种情形,和平时期固然很稳定,但一旦遭遇社会动荡和外族入侵,就难以调动更大规模的力量来应变。清朝后期科技发展落后,并且屡屡败于西方入侵者的船坚炮利之下,就是这种状态带来的。

但实际上,中国文化并非一直如此。出现这种过于强调家族意识的状态,其实正是清朝皇廷一手造成的。清兵入主中原之后,为了减少汉族的反抗,促进社会稳定,康熙帝采取了两手的办法。一方面采用高压威慑,迫使汉族人接受改装易服,剃发留辫,接受近乎被奴役的心理地位;另一方面,则强调孝道,强调家族,减少汉族人对国家和社会的参与精神。这样双重洗脑的做法,固然帮助清朝稳定了二百余年的异族统治;但也使中国社会的文化精神转入家族核心模式,削弱了社会发展和社会动员的能力,从而造就了清朝最终败亡的命运。

与中国近代不同的是,西方文化长期处于封建领主制、宗教核心制的双重影响之下,广大人群长期处于被动服从状态,缺乏集体意识,因此在长达千余年的时间内没有多少发展。文艺复兴和启蒙运动时期,由于中国古代文化在东西交流中传到了西方,启发了西方追求真、善、美的新文化兴起,从而打破了封建和宗教的双重桎梏,刺激了科学和技术的发展,才有了近代工业革命和产业革命,有了现代科学技术的飞速发展。尽管这种发展的道路也有各种各样的弊端,但它促使了个人思想的充分解放,使得个人才能得以发挥。这条发展道路,也使得西方人缺乏近代中国的家族观念,转而寻求社会集体组织如政党、工会、公司等形态,从而使经济得以快速发展,但社会和家庭本身的稳定性并没有显著提高。甚至由于国际争端和战争,民族矛盾与分裂,以及个人的性解放,社会和家庭的稳定性反而下降了一些。

因此,探讨集体意识与社会的关系问题,是东西方文明共同的需求。

7.3.4 社会功能的扭曲

正如我们体内的细胞或许无法完全体会我们的个人意志,我们目前作为个体,也无法直接去体会我们所在集体的意志。因此,关于集体是否有意识的问题,需要以科学研究的态度,通过观察来加以确认。

正如我们在个体心理功能的分析中所见的,核心心理功能的三大部分,即思维活动,情绪感知与现实知觉,几乎都会受到沟通扭曲的影响。那么,我们的社会功能是否也表现出类似的扭曲现象呢?

其实,本章第一节所举的例子,就已经非常明显了。新加坡和拉各斯,具有类似的地理环境、类似的气候条件、类似的殖民地地位、非常接近的独立时间和发展时期。他们也都有类似的经济飞速发展和人口快速增加。然而,两个城市的实际状况却大相径庭,而且发展至今,二者的差距几乎已经无可逆转。这就说明,在一切客观条件之上,社会确实有其独特的功能,而且这些功能确实能够被扭曲。

在以往的社会学、经济学等研究中,人们通常把这些差别归因于政体、制度、管理方式、人口素质等因素。但正如历史一再揭示给我们看的,同样的独裁体制,有的地方可以国家强大、人民安居乐业,其他地方则可以穷兵黩武、横征暴敛、民不聊生;同样的民主体制,有的国家可以经济强大、科技进步、人民自由,其他国家也可以社会混乱、经济滑坡、人民陷入动荡。因此,单纯以这些客观因素来看待社会问题,正如用一种疗法应对所有患同一疾病的人群一样——只在一定的几率范围内见效。具体到某处能否见效,真是只有天知道了。

这个问题的核心,在于正如每个人都有自己的心理活动和心路历程一样,社会也都有各自的意识和心态发展路径。不了解这些,而盲目地采取人为因素去尝试改变,基本上只有死路一条。自古以来,自上而下试图变法的人几乎都以失败告终,就是最为有力的证据。社会的发展,不是个人坐在办公室里拍脑袋就可以弄清楚的。因为,个人拍脑袋,动员的是他的个人意志;而不是社会自有的意志。不尝试了解社会意志,以个人意志改变社会的努力是注定会失败的。

7.4 社会扭曲的三态

正如前文所述,个人拥有三大核心心理功能。那么,社会的意识又有哪些可以划分的方面,它们是否都有可能被扭曲呢?由于个人意识难以直接与社会意识交流,因此相关问题的回答需要通过对社会现象的细致观察才能做出。

几乎世界各国的政治历史上,除了极端独裁的情形之外,差不多都有不同的政见存在。如果详细考察这些政见之间的差别,大致都属于几种类型的对立,包括:激进与保守——即平时所谓"左"与"右",民主与共和,安定发展与对外扩张,等等。如果把这些不同和个人人格倾向做些类比,也会发现其间的可比性。因此,不同的社会发展方式,体现出不同的社会意识状态,这几乎是可以肯定的。

这些不同社会意识的优劣,也和个人人格的优劣一样,并不容易下定论。因此,当代心理学倾向于把这些称作个人的"特点",以取代过去"优点"与"缺点"的二分法评价。这是因为,每种人格都在某种情况下比较有利于生存和发展,而在另外一些情形下则会起到相反的效果。我们通常感到的所谓"较好"的人格,其实是站在个人立场上所做的判断,或者是根据个人经验,觉得在大多数情况下会收到较好效果的人格。但在某些特殊情况下,这些"较好"的人格或许恰好会产生不好的影响。

这里最典型的例子就是汉代的王莽。王莽的个人品德无可挑剔,律己严格到儿子犯法,他坚持要对其处以死刑的地步。同时代的百姓无不认为他简直就是圣人的楷模——这也是为什么大家要推举他称帝的原因。然而,真的当上了皇帝,王莽却犯了一个书生的错误——用办公室里想出来的政策来推行社会改革。那些政策简直好得像是当代最美好的政治理想,但用在汉代却是一个悲剧性的错误。最后的结果,是王莽被东汉光武帝起兵推翻,他本人也丢掉了脑袋。因此,以他的人格,如果一直做个书生,那么就会以圣名传于后世;但坐上帝位,却不得不在历史中背上了千年的"篡汉"骂名。

一个社会的意志的特点,也同样有这样的情形。在世界历史上,以先进的文化形态发展了悠久时间的文明,被文化落后的野蛮民族毁灭的例子不胜枚举。例如,古希腊文明之亡于罗马人,古罗马文明之灭于日耳曼人,宋代文明之亡于蒙古人,等等。这些被灭亡的文明本身并没有像某些历史学家所想当然以为的已经腐朽;相反,它们都在漫长的历史中经历了反复的检验,被证明是可以稳定、繁荣、可持续发展的文明模式。然而,它们却不能适应从高山、森林、大漠、草原上忽然杀出来的野蛮民族的疯狂屠戮,最终被这些远比他们落后、野蛮、凶残的民族所毁灭。我们不能实用主义地说,人类社会应当发展成落后、野蛮、凶残的状态,如同这些获胜的民族当年所处的样子。因为这样的文明形态本身能够适应掠夺式的动荡生活,却无法在和平的环境中保持持久的繁荣和稳定。

7.4.1 激进与保守

激进与保守的对立,是政治领域最常见的分歧。所谓激进,就是所采取的措施冒着过度作为的风险,有可能超过了时代的脚步。前面所说的王莽的改革,以及后来王安石的改革努力,就是这种激进的实例。尽管中国文化中有"天行健,君子以自强不息"的名言,但这种努力一旦超出了一定范围,于王莽而言就是灭顶之灾;对王安石来说,虽然个人生命得以保全,但也被罢相丢官,政治生涯从此终结。而且其后果不仅波及个人;在他们所处的时代,社会也因为这些改革而付出了沉重的代价。王莽的行动,使强大的汉朝自此走向衰落;王安石的变法,也给原本高度繁荣的北宋带来了沉重的打击。

因此,这些偏于激进的社会活动,很像一意孤行的个人。在人格上偏向于自我中心,在核心心理功能上,偏向于思维功能过度发展所带来的扭曲。正如具有这类人格的个人,在行为中倾向于主导行动,把自己的想法强加于人;具有这类特征的社会,也会更容易推行侵略扩张政策,或者把自己的价值观强加给其他的社会。当代美国就是这种社会性格的典型。它总是怀着改造世界、推行正义的决心,插手其他国家的内部事务,改变别人的政体,再把自己的价值观输出给别人——其结果,是绝大部分被美国插手的地区,几乎都陷入混乱之中。就像王莽和王安石的变法给当时的社会所带来的灾难,美国的这些活动,也给今天的世界带来了许许多多的麻烦。

所谓保守,就是做事要反复考虑各种可能的影响因素,致使主体更倾向于维持现状,所采取的措施不足,从而要冒着丧失发展机会的风险。在中国文化中,同样有"地势坤,君子以厚德载物"一说。在中国社会,特别是明清以来的近代中国这种以伦理为本位的社会中,人们做事更加倾向于考虑别人会怎么想,从而变得更加被动保守,丧失了中国古代文化中孟子所提倡的"义所当为"的决断精神。于中国而言,这固然是蒙古与清代两度被异族统治奴役洗脑,导致文化精神扭曲丧失;于单个中国人而言,这也导致中国人喜欢耍小聪明、钻空子,缺乏堂堂正正的大气和进取精神,从而导致近代中国在经济和科技发展上落后于世界的步伐。

如果和核心心理功能做一个比较,可以看出这种保守的举动,更像是过度使用情感功能所导致的扭曲行为。按照近代心理学的分类,这类做法是偏向被动、偏向内倾、偏向超我、偏向受控制的。个人如果具有这类性格,可能被旁人评价为"好人",但正如今天中国社会大部分人所认为的,这个评价几乎等于"无用"的代名词。因为在今天这个高速发展的历史时期,偏向保守的性格会让人裹足不前,从而被时代的脚步越甩越远。具有这类特征的社会,则比较倾向于发展自己,搞好自己的事务。它或许会乐于资助其他社会渡过困难,但却不大插手国际事务和别国的内部事务。改革开放初期的中国,所表现的就是这样的社会意识。在和平的国际环境中,这无疑有利于快速发展;但在动荡的国际环境中,这样就会处处受制,最终丧失发展的时机。

7.4.2 民主与共和

美国自建国之日,就在国内形成了两大政党竞争执政的局面。这两党分别在自己头上戴上了"民主"与"共和"的帽子。直至克林顿执政时代的早期,这两党基本上还是留意遵循这顶帽子所代表的含义,即民主党更多地考虑保护占国民大多数的穷人和中产阶级,而共和党则让少数富人所代表的阶层在政治中发挥了重要的影响。但自克林顿执政的后期起,美国政治开始走向实用主义,执政者所关心的不再是自己头上戴着什么帽子,而是关注怎样的执政口号能够获得选民的选票。从此,这两顶帽子原有的颜色,开始逐渐淡去了。

什么是民主,什么是共和? 这两个词发明已久,经过历代政治家和学者的修饰,现在恐怕已经面目全非了。根据比较早期的观点,民主思想的前提是,每个人都有自己独特的需求,而且这些需求之间是不可调和的。因此,整个国家的政治需要让所有的公民发表意见,然后按照多数派的观点来决策,并以多数派的意见作为大家公共的纲领。换句话说,民主制度允许所有的人都发表意见,但大家最终都要按照多数人的意见来办。

共和的思想,则是认为不同阶层、不同需求的人们,有可能共同服务并享受一个国家。它强调每个阶层的人的利益都应该得到重视,而不应当按照提出这些需求的人数来决定是否予以重视。更进一步,共和思想还认为,一个国家应当形成特有的利益和需求,全体公民都应当在一定程度上认同国家的利益与需求。从这个意义上,国家应当对公民负有教育和引导的责任,帮助公民建立道德标准。也就是说,共和思想认为,人们有可能整合起来,成为一种新的国家公民。

从本质上来看,民主是把每个人都当作孤立的、不变的个体,也就是以自我为中心的人类个体。这样的一群个体在一起共处,就要学会协调各自的利益,避免在群体内部陷入争执。解决的办法就是按照多数派的意见办,少数派则牺牲自己的需求。由于群体中大部分只负责发表意见,真正运作群体事务的必然是少数精英阶层的人士。共和则是把个人看作群体的一个组成部分,因而在群体中的每个个人的需求都应得到考虑和照顾。并且群体需要培养个体,让个体不断提升,逐步接近群体成员应有的标准,从而逐渐以群体的利益作为自己的利益。因此,共和群体的目标是,把其中的成员都培养成具有高素质的组成部分,最终提升整个群体的素质。

从上述讨论可见,民主与共和,所代表的其实是个人中心的人生观与群体进化的人生观之间的分歧。民主思想的成功,会培养一大群具有强大自我的个人;共和思想的成功,则会让个人之间越来越整合,形成具有集体意志的新的群体。

7.4.3 发展与扩张

自古以来,一个国家的运行就有对内发展和对外扩张两种路线。实际上,同一个国家在不同时期,也可能采取不同的路线。在生物界,生物体在不同的环境条件下,也会有不同的行为模式主导。在比较和平的环境下,生物体倾向于休养自身,让肌体得到修复和生长;在比较危险的环境中,生物体处于应激下,会暂时关闭内部的修复与生长,而把肌体调节到优先战斗或逃生的方向上。而且,这种行为习惯有可能会持续终生,甚至在下一代也表达出来。例如,一些比较低等的动物,在恶劣环境中会长出盔甲,便于它们保护自己;而在和平环境中长大的个体就没有盔甲。有趣的是,这副盔甲的存在与否会表达在它的下一代身上。下一代尽管没有经历过父母所在的恶劣环境,但仍然会长出盔甲。这是超遗传学最有说服力的证据之一。

其实,人类个体也同样有这种行为模式的产生。例如,美国人中经历过第二次世界大战的一代,他们养成了能够吃苦、比较团结、善于合作、能够容忍分歧的习惯。他们在走上领导岗位时,就成了非常优秀的一批领导人。类似地,经历过上山下乡的一代中国人,也产生了类似的优秀品质,从而产生了一批优秀的领导人。但在这以后,和平繁荣年代诞生的美国人和中国人,他们成长起来之后,就产生了另外的一些品质,从而更理想化,更个性化,更强调个人特色。

因此,国家层面发展与扩张这两种倾向,实际上是生物体的两种类似生理倾向的翻版。正如生物在不同的外部环境之下,这两种倾向各自有其优势;在不同的国际环境之下,国家采取这两种倾向也同样各自有其优势。安定的国际环境,可以让执行发展政策的国家繁荣起来;而动荡的国际环境,却能使执行扩张政策的国家获益。如果国家执行的政策与国际环境不相协调,那后果就如同生物所表达的性状与生存环境不相协调一样。在生物界中犯了这样的错误,轻者会导致种群数量下降,生存条件受损;重者可能直接导致灭绝。在恶劣环境中忽略了对外的防御固然很糟糕;在良好环境中未能专注于内部的发展同样糟糕。因为,错失了发展的良机,不论对生物个体还是国家,从长远来看都是重要的损失。

8 解决的途径

> 子贡问政。子曰:"足食,足兵,民信之矣。"子贡曰:"必不得已而去,于斯三者何先?"曰:"去兵。"子贡曰:"必不得已而去,于斯二者何先?"曰:"去食。自古皆有死,民无信不立。"
>
> ——《论语·颜渊》

经过本书前面各章的讨论,已经可以看出,不论从个体层面还是集体层面,心理功能都没有完整地反应真实的情况,而是存在扭曲。这种扭曲,是导致健康出现问题的重要原因。扭曲使心理中的执行者对情况做出了误判,从而采取了错误的应对。这些错误应对进一步导致问题的出现和加重,从而发展成重要的健康问题。

例如,身体的某些感觉,实际上是一种警告,说明个体当前的行为对身体有所损害。但个体往往由于某些前置的习惯,而错解了这些警告,误将它们当作快乐来体会。例如药物、烟草、酒精成瘾的人,他们都会罔顾持续使用这些东西时所带来的感受中蕴含的警告信息,而一律把它们视为欣快感。这就导致他们在痛苦的状态下继续使用这些成瘾物质,并最终产生严重的健康问题。

心理上的某些反应也同样如此。例如,有些人,或者人们在某些时候,会表现出受虐倾向。彼时,他们会把那些对自己有敌意或者伤害动机的人或行为感受为对自己的关爱或亲近,从而错误地对这些人或行为建立亲密关系或好感。这些状态往往会在随后的不断体验中自我证明,从而变得难以解脱,导致个体长期受到这种关系后果的折磨。这同样是情感功能扭曲所带来的严重问题。

在人们的群体行为中,同样可以看出这类扭曲的影响。例如,在社会不够安定,导致个体内心不安时,集结起来的人群很容易被一些微不足道的事件改变心态,从而爆发一些非常不理性的行为。例如,2005 年 8 月 29 日,飓风卡特里娜袭击了美国新奥尔良市。在新奥尔良龙卷风灾害期间,来不及撤离的居民担忧接下来会发生资源短缺,于是这些平素看起来具有高素质的美国公民们结伙洗劫了许多超市和商店。这种爆发的打砸抢烧行为,就是特殊情况下导致的集体心理扭曲。

即使在没有自然环境突变影响的情况下,世界各国也仍然不断上演着各种冲突。这些国家宁愿放缓自己内部的发展与繁荣,也要优先发展军力,借此去别国掠夺资源。而这种掠夺式生存的道路,就是关于地球资源和社会发展的认知扭曲所导致的国家行为。

8.1 引言

本书前面介绍过的孔子的学生子贡,有一天向孔子请教政治的要点。孔子告诉他了三个要点:"足食,足兵,民信之矣。"这三点当中,"足食"相当于搞好内部环境,"足兵"相当于安顿好外部环境,而"民信之矣"则相当于理顺心理环境。尽管这三个原则是孔子针对社会治理的相关问题提出来的,但引申到个人情况的处理,也是同样。要搞好个人的事,也同样需要理顺外部环境、身体环境和心理环境这三个方面。

子贡接下来请孔子给这三个条件排个顺序。出乎意料的是,孔子没有把吃饭问题放在第一位;老先生给出的顺序是：心理第一,吃饭第二,国防第三。也就是说,孔子认为一个集体,首要的是形成集体意识;其次才是集体的发展繁荣;再次才是对外的防御与扩张。同样,个人想解决健康问题,首先要设法解决心理健康问题,其次才是去解决身体的调适与强健,最后才是改造环境,让人生变得更加美好。

不过,需要注意的是子贡给孔子的是一个迫选的情形,也就是说不得已而必须舍弃一部分目标的情况。因此,上述的三方面的顺序并不是上一条全部完成才能关心下一条。只要行有余力,三个方面都是要兼顾的。这个排序只是在资源不足的时候,给出了一个侧重的顺序而已。

本章将从现有的知识与研究成果出发,探讨如何解决沟通扭曲的问题,从而为解决个体和集体的健康问题探索道路。

8.1.1 民"信"什么

孔子在政治的三要素中,把"民信之矣"放在了第一位。并且说了一句震撼人心的名言："自古皆有死,民无信不立。"因为这句话的理由,孔子宁可既不要能出政权的枪杆子,又不要能活人的粮食,也要把这个"信"首先搞到。那么,孔子说的这个"信",究竟指什么呢? 孔子希望老百姓"信"个什么呢?

关于这句"民信之矣",大概每位认真读过论语的人,都有自己的理解。比如,有的人认为,这是说老百姓必须能信任统治阶层;所谓民无信不立,就是说如果百姓不相信政府,那么国家赖以建立的依据就没了。也有人认为,这是说在人们中间必须建立起互信。如果人与人之间普遍地无法相互信任,那么整个社会建立的根基就会动摇。甚至还有一种观点,说此处信是"申"的通假用法,表示要让百姓有机会抒发自己的意见和发挥自己的才能。如果人民被压制而得不到抒发的机会,那么有食有兵仍然不能保证国家的稳固。

这些解释都是每个人根据自己的生活经验所产生的,因而都有其各自的道理。那么孔子自己到底想说什么呢? 如果说,孔子也像当年临济禅师一样,"一句语须具三玄门,一玄门须具三要",当初说出这句话来,已经预先考虑到有各种理解的可能性,那么孔子岂不成了滑头? 而且这样讲给子贡听,能保证后边的学生不会错意吗?

其实,理解这句话,最重要的是要理解"民"字。通常读起来,都会把"民"理解为百姓。其实在古汉语中,"民"所指的经常就是"人"。过去汉语提到人,常常使用"民"这个字。只是在唐太宗李世民的时代,因为要避讳他的名字,所以大家才纷纷用"人"来取代"民"。经过整个唐代的习惯化,后世"民"字的用法才大大地缩减了。因此,在孔子那个不需要避讳的时候,"民"字还是它原有的广泛意义,也就是很大程度上就是现在的"人"。

如果此处的民其实是人,那么孔子说的第三条行政纲领"民信之矣",就是说如果国家政治搞得好,给了大家充足的物质生活,还有国土安全保障,接下来的目标就是让人们对"它"有信心。而且这第三个目标在没有条件发展军备、发展经济生产的时候,仍然要想办法首先做到。那么,究竟让人们对什么有信心呢?如果说是对统治者,那么不给饭吃,还没有安全保障的情况下,人们怎么会对统治者有信心?所以这个说法是不成立的。

其实,如果从现代思想的角度看,这第三点指的其实是教育。我们知道中国古文化中,教育的核心目标是为每个受教育的人建立起人生的精神支持,也就是现代哲学所说的世界观、人生观,古人称其为做事做人的道理和学问。因此,这里要让人们信的这个"它",其实就是中国文化的教育目标,也就是人们赖以获得心理健康的核心。因此,孔子所说的为政的第三个要点,也是首先要保证实施的要点,就是这个教育的目标。让每个人都成为自己有核心精神,有主心骨的人。因为要对这个目标有信心,唯一的办法就是真的获得了这个核心精神,体会到了它。这也就是真正的自信——不是相信自己的自我、自己的思想,而是对自己具有这个核心精神,有着坚定不移的信心。

8.1.2 凝聚力的心理来源

这个核心精神,不仅对个体心理健康非常重要,它和行政管理也有重要的关系。任何一种集体,能够成功运行的重要因素之一,就是具有凝聚力。对于参与到集体之中的人而言,集体的强大、集体给个体的经济利益都很重要。然而这些并不能保证集体的凝聚力。现代公司中高级人才的频繁跳槽,就是一个有力的说明。那么,怎样的集体才能保证凝聚力呢?

对于现代管理学来说,形成团队精神,是凝聚力产生的重要因素。许多集体采用各种共同活动的方式,如拉练、游戏,以及共同学习团队指导思想等方式,试图建立凝聚力。但这些方法,并不总是奏效的。这里的原因何在呢?我们认为,如果一个集体,能够帮助团队成员建立他自己的核心精神,那么这个集体就相当于该成员的精神父母,也因此能产生强大的凝聚力。因此,能够让集体成员在精神上成长的集体,才能产生最强大的凝聚力。这也是孔子告诉子贡以"民信之矣"作为不可替代的政治原则的原因。

集体的凝聚力小到家庭、单位,大到地方政府,再大到民族、国家,都是非常重要的。对于民族和国家而言,这种凝聚力就表现出自发的民族自信心,自主的爱国精神。这是民族自信和爱国精神的心理源泉。

因此,建立起每个人对自己核心精神的了解和认识,是中国文化为解决心理健康问题的提出的核心途径。

8.2 心理调节

西方心理学一直在努力寻求纠正心理问题的途径,并在摸索中积累了大量的经验。自近代以来,心理学结合了东方的智慧,又提出了一系列新的心理调节方法,从而让心理学有可能在一定程度上,纠正内心与对象之间的沟通扭曲。

在真诚地希望帮助求助者的过程中,西方心理治疗家们发展出了对内心以及心理治疗本身的深刻认识。例如,彼得·班克特在他的《谈话疗法:东西方心理治疗的历史》一书中明确提出,心理治疗最终必须被理解为"一种两个本质上相似的人之间强大的、纯个人的关系",这种关系对双方而言都是如此真实而重要,以至于有时候其他任何事情都显得无关紧要了。班克特还指出:"在心理治疗成功前,临床医生和受辅者之间必须对心理治疗的核心价值问题共享并进行交流……这些价值是心理治疗的终极目的之本质——也就是对真理的共同的、勇敢的探求。"对于此处的"真理",班克特认为是"我们对这个我们积极创造的世界做出诠释的积极过程。这个'诠释'……要求一个人对自己和自己所处的世界都有一个清楚的认识"。用本书的论点来说,班克特所说的心理治疗,就是设法改善受辅者之沟通扭曲的过程。正如班克特所说的,"成功的治疗合作关系可以帮助人们更真实地观察、思考和行为"。

8.2.1 催眠疗法

8.2.1.1 催眠术

催眠是一个拥有千年以上历史的古老技术。在许多文化与宗教中,都有办法让人们进入某种类似催眠的恍惚状态。有时候,人们会把催眠混同于某种冥想。公元 1027 年,波斯医生阿维森纳记录了催眠恍惚状态的特征。但那时催眠还很少作为医疗手段加以应用。中世纪,欧洲天主教对各种影响精神状态的东西都加以严厉打击,催眠疗法也因此长期停滞。直到 18 世纪后期,现代催眠技术才重新由奥地利医生弗兰兹·麦斯默介绍给公众。麦斯默也因此被誉为"现代催眠学之父"。催眠术本身也一度因他而被命名为"麦斯默术(Mesmerism)"。

麦斯默本人认为,催眠疗法的效果来自某种类似磁场的流动。但1784年,法国国王路易十六召集的包括数位著名科学家的调查委员会的工作最终否定了这一解释,认为尽管麦斯默的方法是有效的,但委员会使用安慰剂的对照研究结果却表明,它的效果更像是来源于信念和想象,而不是由于某种从催眠师身上发出的、看不见的能量场。麦斯默也因此离开巴黎,回到维也纳继续自己的职业生涯。

然而,这次事件并没有终结催眠,反而使它走上了更心理学化的轨道。苏格兰常识学派哲学家杜格尔德·斯图尔特在他的著作《人类心灵的哲学元素》中,鼓励医生们采用生理学和心理学的常识定律来取代所谓"动物磁学",重新解读麦斯默术以挽救其中的有用部分。在这种思想的影响下,19世纪上半叶,苏格兰外科医生、科学家詹姆斯·布雷德开始研究催眠术与催眠疗法,布雷德也因此被誉为最早的"催眠治疗天才"、"现代催眠术之父"。终其一生,布雷德都在尝试通过各种非正式的实验,推翻各种关于催眠能引发超自然力的观点,代之以通常的生理和心理过程解释,例如暗示、注意力集中等。他采纳并拓展了生理学家与神经心理学的先行者,威廉·本杰明·卡彭特的"观念—运动反射"思想,提出集中注意力本身可以加强心理对生理过程的影响,并将其称为"观念动力学"反应。他还为那些针对身心相互作用的研究创造了"心理生理学"一词。在晚年的工作中,布雷德把"催眠"一词专门用来指被干预者进入类似睡眠的无记忆状态的情形;除此之外,他都采用"单观念动力学"的说法来强调那种把被干预者注意力局限在单个观念或思维链,进而诱导其出现眼神凝视状态的技术。根据观念动力学原理,这种技术可以放大随后的"优势观念"对被干预者身体产生的效应。

8.2.1.2 催眠治疗

1973年,美国催眠促进学院创始人约翰·卡帕斯博士在为《联邦职业头衔词典》撰写的催眠治疗师职业定义中写道:

> 在客户身上诱导催眠状态,以增强其动机或改变行为模式;咨询客户以确定问题的实质;在准备期间,向客户解释催眠的工作方式,以及客户将体验的东西;测试被干预者以确定其身体与情绪暗示性;基于对这些测试结果的理解以及对客户问题的分析,制定特性化的催眠方法与技术,在客户身上诱导催眠状态;在自我催眠的情形中,可能涉及对客户的培训。

在布雷德的时代,催眠治疗的主要方法是直接暗示去除症状,并适当地使用治疗性放松,以及偶尔诱导一些对酒精、药物等的厌恶,等等。20世纪50年代,米尔顿·埃里克森发展了一套相当不同的催眠技术,称为"埃里克森催眠疗法",并进而发展成了"神经语言编程技术"。随后,催眠治疗又与认知行为疗法相结合,产生了"认知行为催眠疗法"。元分析研究表明,与普通的认知行为疗法相比,该疗法的疗效提高了70%。

1974年,西奥多·巴伯等人提出,如果不把催眠看做某种"特殊状态",而是作为正常的心理学变量如积极想象、预期、适当的态度与动机等的效应来看待,就会更好地理解催眠。他采用"认知行为"一词来描述这种非状态催眠理论,并提出它可以应用到行为治疗中。这种把认知与行为心理学理论和概念更多地用于解释催眠的做法,为催眠疗法与认知行为疗法的进一步融合开辟了道路。其实,许多认知行为疗法恰好脱胎于较早的催眠疗法。例如,约瑟夫·沃尔普的脱敏疗法,最初就叫做"催眠脱敏",它来自路易斯·沃尔贝格的《医学催眠》一书。

8.2.1.3 治疗性催眠

治疗性催眠是一类纯粹以下意识心智为工作对象的方法,其目的是了解并纠正下意识中那些参与最初产生某症状的特定细节。该方法要求对下意识做特定探询,并使用观念动力学现象来鉴别那些准确而独特的生活经历,正是这些经历导致晚些时候某种症状的触发。

前文提及,英国医生与生理学家威廉·本杰明·卡彭特曾经在19世纪40年代首次使用了"观念运动反应"一词。卡彭特意识到,这些运动发生于本人意识觉察之外。另一位对此作出重要贡献的是法国心理学家、哲学家与心理治疗师皮埃尔·雅涅。尽管雅涅的工作在很大程度上被西格蒙德·弗洛伊德那得到国际广泛公认的宏大理论框架所遮掩;但雅涅是一位认真细致的研究者,他对催眠疗法做出了许多重要贡献。雅涅发现,如果癔病患者在聊天当中被分散了注意力,他就有可能喃喃地说出一些问题,而这些问题可以由与癔病有关的那部分心智通过自动书写来回答。通过这个发现,他发现为了通过观念运动反应得到下意识的信息,必须分散意识水平的注意力。

雅涅创造了"下意识"一词来描绘这部分心智。他提出癔病或心身症状是可以治疗的,方法是设法获取对下意识信息的某种不同的理解。雅涅是最早在人们的过往经历与他们当前所遇到的困难之间建立起联系的西方学者之一。他第一次探索了这样一种观念,即那些"微不足道"的事件(而不是创伤事件)也可能导致严重的问题。

大卫·奇科(1912—1996年)是催眠治疗发展史上的重要人物。他为催眠治疗提供了若干工具,最终导致催眠的应用走向更为分析性的形式,取代了以往更常见的基于暗示的治疗形式。

今天我们称为"治疗性催眠疗法"的形式创始于大卫·莱塞(1928—2001年)。他开创性地看到了这样的可能性,即通过联合使用催眠、观念运动反应和他开始探索的特定探询方法,找出人们症状的原因。莱塞没有像雅涅那样试图覆盖下意识信息,而是认识到了纠正下意识中错误信息的必要性,并为此发展了相应的流程。莱塞对下意识的逻辑性与简单性的了解,促成了今天我们使用的井井有条的治疗方法的创立,而他的创造性工作和认识则构成了这种疗法的基础。这个疗法也因此被称为"莱塞疗法"。随着对下意识工作方式之理解的不断发展,该疗法的应用也处于不断的变革中。其中最有影响力的三项变革包括1992年对特定探询的修正以获得更精确的下意识信息;1996年提出的使治疗性催眠疗法的过程更为简化的下意识因果映像系统;以及2003年提出的,能够更方便地鉴别病因事件与诱发事件,有助于更精确地找到需要重新解读的错误信息的"LBR判断准则"。

8.2.1.4 催眠的问题

在人类心理治疗史上,曾经出现过一些伟大的催眠治疗师,例如奥地利医生弗兰兹·麦斯默,以及法国医生让-马丁·沙尔科。他们的共同特点是,在他们事业的顶峰时期,曾经表现出神奇的辉煌催眠效果;但到了某个时候,他们的催眠效果就开始丧失,从而也导致了他们事业的滑坡甚至崩溃,或者至少缺乏长远的生命力。这也是催眠疗法在相当长的时期内未能得到广泛接受的原因。

后人对他们,以及那个时代其他一些卓越治疗者之成功的影响因素的研究表明,他们具体说了什么、做了什么其实不重要;治疗中本人的人格、风度、气质和感染力才是与疗效关系最为密切的部分。换句话说,这些伟大的治疗师的成功,依靠的其实是他们心理当中所蕴含的某种品质,而不是他们自己当时所提出的理论解释。

这种情况对于那些想追随他们的人来说是悲剧性的。麦斯默还活着的时候,他的声誉就因为法国科学委员会的调查而扫地;沙尔科在六十几岁的时候就早逝,他的学说曾经影响了最重要的两个年轻人,就是皮埃尔·雅涅和西格蒙德·弗洛伊德。雅涅在继续运用催眠的基础上,逐渐揭示了下意识治疗的重要性,从而不再过于依赖催眠疗法。弗洛伊德则从来不是一个成功的催眠师,这迫使他专注于探索分析自己下意识的内容,终于获得了他认为"一生只能有一次"

的洞察，这项洞察使他写出了《梦的解析》，并开启了精神分析运动。

8.2.2 弗洛伊德与精神分析

弗洛伊德是一位深受启蒙运动影响的医生。他在青年时期就接受了达尔文的进化论和理性至上的启蒙运动思想，并有志于寻求让人类获得心灵解放的方法这样的宏伟目标。他所提出的问题是：在这个多灾多难的世界中，如何才能活得有创造性、活得好？弗洛伊德的答案是，我们只有通过斗争才能控制自己的本能激情，从而成为高贵的野蛮人。要实现这一点，我们必须充分运用人类的理性。

8.2.2.1 唯物论的假设

在大学里，弗洛伊德曾经在恩斯特·布吕克的指导下从事神经生理学研究。医学院的职业训练和生理学实验室中的研究经历，使弗洛伊德成为坚定的反活力论者。这使他确信各种神经精神疾病的根源都要从生理过程中寻求答案。而在 20 世纪初的历史时代下，弗洛伊德坚信，现代科学正处于揭开神经症秘密的边缘。因而，弗洛伊德为自己树立了一个宏伟的目标，即为歇斯底里症提出一个完全机械论的解释，以证明一切心理过程都是"由因果律原则严格而有规律地决定的"。

弗洛伊德为此提出的假说是，神经病人是被来自生殖器官的性毒素的异常分泌所毒害的。而这些毒素往往是由诸如手淫和中断性交等非自然的外部刺激所产生的。这些推测得到了当时在欧洲中产阶级女性群体中流行的歇斯底里症的临床观察的支持。由于该现象流行范围很广，弗洛伊德进而推测，内在的刺激很可能也会"神经症性地"产生性毒素，比如思维那些非法的、有性刺激作用的思想。

随后，在他自己的治疗实践中，弗洛伊德利用自己创造的沙发技术，发现它可以让病人回忆起无意识心灵中被遗忘了的内容。他还发现，这些内容通常是痛苦的、触目惊心的，或者令人生厌、见不得人的。弗洛伊德认为，这些创伤事件的性质，迫使病人不再把这些内容保留在意识中。如果能够突破意识的阻抗，重新让它们回到意识，就可以宣泄掉这些事件在生理系统中留下的能量。然而，这个假设没有解释阻抗本身，也没有解释人们何以如此地受这些负面记忆的影响。

8.2.2.2 无意识的发现

法国南锡之行，让弗洛伊德决定放弃催眠术，而采用口头暗示的方法取而代之；同时，弗洛伊德还放弃了过往尝试从器质性角度出发治疗歇斯底里症的努力,而改为采用南锡学派所提倡的纯粹的心理学手段。由于开始重视观察心理学过程在心理疾患中的地位,弗洛伊德发现:"也许在人们的意识后面,还存在着一些强有力的精神过程。"

在此之后,弗洛伊德彻底地反思并推翻了自己以往的假设,开始对自己的无意识进行了长达两年的自我分析。在这个过程中,他发现了一长串被强有力地压抑了的童年记忆。这些记忆主要包括他对自己母亲的渴求,以及对父亲的愤恨和妒忌。与此同时,他还觉察到无意识心灵的强烈阻抗起到了不让这些长期压抑的童年痛苦记忆充分揭示出来的功用。

通过这次自我分析,弗洛伊德发现了关于精神分析的完整理论体系。它承认人类的行为尽管可以被理解和解读,但却无法真实地被预言和控制。弗洛伊德找到了梦作为进入自我的真相,也就是无意识心灵的途径。他认为梦"是一种完全正常的心理产物,从那里产生的显性的梦,不过是一种变形的、简化的、被误解的翻译,并且多半是转为视觉意象的翻译"。

精神分析表明,每个人的无意识中都存在着过去的生命。换句话说,无意识保存了童年生活的每一个重要的情感方面、希望和幻想,并且转换成了原始思维和元语言。当人们在自己的生活中遇到隐喻性或象征性类似情境时,这些内容就会以梦的形式出现。因此,梦成为对无意识心灵内容的发掘工具。

利用这个工具,弗洛伊德认为,他发现了被人类高度进化的神经系统所深深掩藏的心理和动机的原初秘密,也就是:性是一切动机之母,一切本能之父。

8.2.2.3 精神分析

弗洛伊德不仅希望揭示无意识心灵的真实结构,还希望能够使人们活得更有创造性、活得更好。他试图通过精神分析的过程让他的患者恢复完美的情感和职业功能。弗洛伊德认为,是压抑阻止了人们对无法接收的观念和冲动的觉知,从而形成了无意识。而对被锁闭的情感的宣泄,以及对梦、症状、阻抗的探索,将揭示出心灵的伤痕,从而导致痊愈。

在精神分析的治疗过程中,被治疗者与治疗者之间的"移情"被视为核心的要素。这种强有力的情感经验位于精神分析的心理治疗应用的中心,它拥有可以改变生命的力量。移情的力量来自于,它在被阻抗所深深地压抑了的原初问题和意识不可能允许这些原始动机直接表达出来的现实之间,建立了一个中间环境。这个环境允许原始动机得以展现并被意识到,从而为解决现实的问题建立了可能。

精神分析是 20 世纪早期受教育的西方人的基于人本主义的个人拯救信条。

弗洛伊德把它表达为：本我在哪里，就让自我也在那里。在弗洛伊德看来，精神分析实践的核心使命就是：让理性重新安置本能，让文明取代混沌，让心灵控制和约束激情，让我们发现爱和工作的救赎力量。

8.2.3 后期的心理治疗流派

19世纪末到20世纪初，在弗洛伊德的启发下，许多心理治疗流派如雨后春笋般不断涌现出来。这些流派反映了其创始人深刻的思考和观察，也反映了他们所处时代的烙印。

8.2.3.1 个体心理学

1911年初，时任维也纳精神分析学会主席的阿尔弗雷德·阿德勒宣读了题为《男性的抗议》的论文，并因此叛出弗洛伊德所创建的精神分析学会，成立了个体心理学协会。在此后的余生中，阿德勒和他的追随者们都把自己奉献给了一种能用来解释心理疾病的社会与文化根基的、以伦理性和实践性作为人类问题应对方式的心理学。

阿德勒出生于比较贫穷的商人家庭。他自幼体弱多病。他父亲的乐观和鼓励使他得以康复，并成功地完成了学业。在他作为医生的执业早期，他接触了许多马戏团成员和裁缝，并被他们乐观奋斗的精神所感动，也对他们危险严苛的工作条件产生了深深的同情。因此他更热衷于社会革命，呼吁政府改善工作条件和医疗环境。阿德勒抨击毫无意义的战争。他还是女性权利运动的热情拥护者。

阿德勒的心理治疗理论是关于人的社会生命的研究。像弗洛伊德一样，阿德勒同意儿童的早期经验具有压倒一切的重要性。但与弗洛伊德不同的是，阿德勒认为：

第一，人生的目的在于追求意义和价值。他认为获得伙伴感是人类进化的首要的潜在动机，我们的拯救最终就在于学会互相去爱。

第二，生命的根本法则是克服匮乏，即与生俱来的自卑情结。他认为我们都是怀着不足、虚弱、无助的感觉降生到这个世界上的。孩子们通过长达一生的斗争来发展他们的人格，以最好地补偿他们的自卑。

第三，精神生活的结构以情结为中心，其中自卑情结是一切其他情结的核心。他认为情结具有内在性，即人格表面上所显示的东西，实际上所透露的也许是无意识层面上与之恰恰相反的东西。情结导致自我欺骗。常见的情结有自卑情结、俄狄浦斯情结、救赎情结、证据情结、领袖情结、"不"情结等。

第四,个体的生活风格,或者说原型,是他自我的基础。他认为,每个人都通过自己对世界的创造性虚构假设,从而创造着我们栖息于其中的世界。消极的原型导致心理疾患。而以利益社会为导向的积极原型,将产生完美的人生。

阿德勒对儿童的心理发展具有重要的贡献,他提出虐待、忽视和溺爱对个体发展具有糟糕的影响。同时,家庭的结构,比如出生的顺序,对孩子也具有重要的影响。阿德勒的心理疗法认为,心理患者是深深地失去了勇气的受害者。治疗的重点在于创造性地找到方法,让患者的生活风格变得可以改变,从而唤醒他的社会利益动机。阿德勒认为,帮助他人是治疗的基础。

8.2.3.2　分析心理学

1913 年初,在与弗洛伊德通信和交往长达六年之后,卡尔·古斯塔夫·荣格结束了这段既是学习、又是挑战的师生关系,开始开创他自己的心理学派: 分析心理学。

荣格利用自己所工作的精神病院的病人开展联想实验研究时,提出了一个设想,要把心理学建立在"对人类灵魂的科学研究上"。他提出,精神错乱者的破碎心灵所产生或显现的,正是他们精神生活的"心理学现实"。

与弗洛伊德和阿德勒不同的是,荣格并不把人们不同的心理状态看作"变态"的或者"坏"的;在荣格看来,人类的多样性是创造性的表现。他认为人类存在这个不断努力奋斗的工程,其目标是朝向整体性、完全性,朝向使我们了解自身命运的至高无上的自我知识。

荣格所创造的分析心理学,是一种通过符号在意识和无意识(包括个人心灵和集体无意识)之间创造出辩证的逻辑关系的尝试。荣格式的心理分析的内容,就是通过对无意识心灵产生出的符号进行解读,从而向有意识的觉知揭示出无意识的内容和意义。在这里,心灵被看作一个自我调节体系,它的功能的目的就是朝向"一个有着更完满的觉知的人生"。

荣格所展示的"觉知"有五个层次:

第一层是"人格面具"。每个人都有一些由内心投射出来的面具,或者说社会角色。自我觉知要求放下这些面具,从而建立内在与外在现实之间连续的无障碍的感知之流。

第二层是"病原秘密"。这是弗洛伊德精神分析体系的部分。在每一个带有心理疾患的人那里,都会有某种隐藏了的早期经历的影响。心理治疗师通过无意识分析揭示这些问题,并设法把它展现给病人。在这个阶段,还会遇到"阴影原型",也就是与本人同性别但人格相反的内心形象。它是本人人格中不平衡的体现。

第三层是"阈限阶段"。完成了与阴影原型的关系修正之后,就开始接触到自己的异性原型。在这个阶段需要解决的是由文化和文明建立起来的、错误的男女、雌雄二分。每个人都需要学会与他的"异性"一半取得联系,进而相互联合。这个经历还会让我们认识到,"心灵中有那么些东西,并不是主体产生的;但它们产生着它们自身,并且拥有它们自己的生命"。

第四层是"宗教问题"。进入这个阶段的人会遭遇到"一个自发的力量",它"坚持不懈地推动我们达到整体性"。它使人面对心灵中的一种不能被还原到生物学动机的意志。它不能用宗教教条或文字与仪式来表达。

第五层是"自我实现"。探索者到此必须彻底变革自身,抛弃旧我,接受全新的宇宙性人格。这个经验有些类似宗教中的超越性经验。有些人说它像是禅宗里的顿悟。

8.2.3.3　自我心理学

弗洛伊德晚年时代,精神分析学派在他的继承者那里开始有所发展。随着时代的演变,特别是美国在 20 世纪中业跃居世界强国,它相对自由的文化形态使心理问题的表象产生了很大的转变。西方人群从作为社会成员的自我压抑转而走向自我发展与改善。这种新建立的自我形态带来了新的希望与防御机制,从而引发了自我心理学的发展。

自我心理学家们同样认为,成年人的生活方式受到儿时埋下的许多因素的影响。心理治疗就是帮助病人减少超我的抑制,从而为他们提供有利的环境以重新确认自我。其方法则是和一个明智而富有洞察力的治疗者接触,帮助自己克服受阻碍的心理发展,放弃儿时那些反成长的自我保护症状和策略。

自我心理学认为,我们从儿童时代开始,自我在成长过程中就需要和各种非我的"对象"相互对抗,学会与外在世界磋商谈判,同时又不能出卖对自己基本需求(爱、安全感、个体自主性、自尊)的满足。在这个过程中浮现出的许多不同的方面,必须整合到发展出来的个体认同之中。健康的个体具有强大的个体认同,从而能够在参与社会生活的同时满足自身的需要。然而,当挑战过于强大时,个体就会采用自我防御性策略来保护自己的弱点。此时我们原有的认同会支离破碎,陷入无意义和孤独的恐慌之中。

这些自我防御性行为会把个体引导到两个方向,即带有负罪感的对快乐的追求,和带有悲壮感的向超越自我的理想核心趋近。自我的这种两极性会在防御反应中同时表现出来。有时候,我们的自我防御会变得非常强迫,而自己对它又非常缺乏洞察,最终必须寻求心理治疗的帮助才能重新寻回自己的真实动机和体验。当自我防御被治疗打破时,内心中真正的问题才会呈现出来。

弗洛伊德的女儿安娜·弗洛伊德是提出自我心理学的先驱。她从对儿童的观察提出了儿童心灵发展中自我发育的重要性,并且创造了心理动力学游戏疗法。此后,安娜的学生艾瑞克·埃里克森提出自我的机能就是整合与加固成长过程中的变化,并由此提出了八阶段表观遗传发展理论。认为个体在每个阶段都必须完成一定的发展任务,其完成的好坏对此后阶段的发展留下了一生的影响。每个阶段的成功都会形成一种美德,依次是:希望、意志、决心、胜任、忠诚、爱、关心和智慧。艾瑞克认为,治疗者本身也必须完成这样的发展阶段,否则就没有能力给患者提供帮助。因此,心理治疗是治疗者与患者在互相接触中发现自己的发展缺陷并加以谅解的过程。

卡伦·霍妮是女性心理学的先驱。她修正了传统的精神分析理论,倡导根据性别特征及其社会背景来对待心理患者。她还发现,基于个体心理发展基本框架的文化,个体会对在其中发展的自我形成基本焦虑。这些基本焦虑可能发展成异化的假我,从而让个体失去对真实经验的洞察。心理治疗本身则是帮助患者发现这种自我保护的外壳,并逐渐学会接触和了解真实的自我。通过这一过程,患者会发现自己的内在自立,实现"全心性",或者叫做"生命的如其所是性"。

埃里克·弗洛姆也是由德国迁入美国的精神分析家。他试图理解统治着个体生命的法则,阐明人类最基本、最重要的需求的神秘。弗洛姆认为,精神分析家的工作不仅是把患者调整到他的特定社会之中;它还包括认识到个体理想的标准和他完美实现自身的目标之间可能有矛盾,而这种矛盾并不会永远对立下去。

8.2.4 美国的心理学

随着美国的发展与成功,西方社会从社会形态到个人心路历程都经历了重大的变革。个人的心理问题、心理学对心理问题的认识和处理方式也都相应地有了重要的发展。从这个意义上说,心理问题是不断发展的;而解决问题的思路和方法,也同样是不断发展的。

8.2.4.1 威廉·詹姆斯

19世纪的美国人是一个实践的民族。美国人最初奉行的是维多利亚时代的道德标准,心理学一直作为道德哲学课程来讲授,成为19世纪原教旨主义的附属品。那时,人们提倡对焦虑和抑郁的人做"休息疗法",减少他们每天思考或者说神经被刺激的次数。如果神经衰弱的患者阅读了重口味的书籍、吃了辛辣或者进口的食物,那就如同坐火车、玩牌、跳舞和听现代音乐一样,可能加重病情,导致人逐渐衰弱直至疯狂。这种带有浓厚基督教道德色彩的心理学被人们称为"苏格兰心理学"。

威廉·詹姆斯生活在世纪之交的美国。他所感兴趣的"道德问题"是美国心理学和心理治疗初期的核心,并且一直延续至今。詹姆斯通过自己与抑郁症搏斗的经历相信,运用自己的意志是避免自己每况愈下、最后走向完全疯狂的唯一方法。詹姆斯的心理学采取了实用主义和英雄主义的观点,认为摆脱精神疾患和意志的自由大体上是等同的。换句话说,心理健康就是道德自由,也就是人们对自己的坚定信念敢想敢做。詹姆斯鼓励人们把自己的想法转化为人类的行动,把意志的运用作为一种强大的道德力量。他认为,人们应当发扬"英雄气概"来抵御这个世界破坏性、腐蚀性的影响,并且为存在本身欢欣雀跃。

尽管詹姆斯与弗洛伊德几乎生活在同时代,但詹姆斯的思想体系却是全新的、带有北美特征的。他把握住了"人类状况的流变",并且对人类根本的创造性精神本质充满了赞赏。詹姆斯认为,人类先验的本质无法用自然科学来解释。因为只有通过对独立和自由意志的强烈要求才能完全地感觉到人类的感情和生命的活力,而所有的科学都必须从逻辑上否认有机体内存在任何一种自由意志。

詹姆斯认为,生命唯一真正神圣之处,在于投入生命的河流,去拥抱机会,去充分地体验生活。但同时,他又谦卑地说,人类之于宇宙就像宠物狗之于客厅,即我们最多可以断章取义地了解广阔现实生活中无关紧要的内容。他指出,如果我们将意志屈服于宇宙的祝福,我们将完全失去判断我们是谁、我们要做什么的能力。詹姆斯号召我们加入意志坚强者的行列,好好地了解我们自己,以便拥有足够的能力来最大程度地掌握自己的命运。

8.2.4.2 行为主义

1836 年,麦斯默的学生查尔斯·鲍耶把磁性学说传入美国。磁性理论宣称:"只有一种疾病,也只有一种疗法。"鲍耶利用催眠恍惚状态帮助病人接触人人都有的非宗教的普遍精神——动物磁力,使病人感到精力充沛、精神焕发。这种唯灵论的疗法与宗教无关,它靠的是对自我力量毫无怀疑的信仰,因此具有浓厚的美国精神。

这种美国精神的特点是:民主、乐观、有科学依据、没有束缚。在这个时期,作为美国精神的各种学说都以自我为焦点。人们认识到,自我有四大基础,分别是：自立、意志力、美德与自我回报、性格。在这个基础上，行为主义就得以在美国产生和发展。

1924年，美国行为主义创始人约翰·华生曾宣称，他可以把任意一个健康婴儿训练成可能选择的任意类型的专家，而不管这婴儿本来的天赋、倾向、能力、种族。华生提出的是一种牛顿式的心理学，他认为心理学是自然科学的一个纯客观的分支，其目标就是预测和控制。华生重视条件化学习和操作式学习的概念。他提倡采用动物实验研究心理学，提倡严格控制的实验。但他的这种片面的见解在治疗实践中并没有获得成功，甚至还导致了他自己的两个儿子的不幸人生。

华生之后，布鲁斯·腓特烈·斯金纳发展了行为主义思想，提出了激进的行为主义。斯金纳不承认意志，他认为我们的一切行为和心理活动必须是确定了的，才有被科学完全理解的潜在可能。斯金纳的行为疗法主要是在患者面临行为障碍时有效，它对于那些希望增强自身意志力的人而言很有帮助。但对于其他问题，它有时候并不起作用。

此后，行为疗法经历了不断的发展，例如系统脱敏、行为训练、接纳疗法、承诺疗法等。这些方法逐步丰富了行为主义的心理治疗，也可以说是行为主义心理学的革命。

8.2.4.3　认知行为疗法

随着行为主义疗法的发展，人们逐渐认识到，斯金纳那种激进的、排斥所有心理、自我、希望、情绪等过程的行为主义是片面的、不可能做好工作的。因此，心理学家逐渐把心理因素加入了行为疗法中，由此产生了认知行为疗法。

20世纪60年代，阿尔伯特·班杜拉建立了社会学习理论。他认为观察学习是行为的决定因素之一。他发现，儿童具有强大的观察学习能力，不仅能够从观察中学习行为，还能学会控制行为的规律，从而获得社会集体交往能力。在这个意义上，心理治疗就是教育来访者，改进其社会规则学习的能力，实现自我调节。当来访者建立起对自己个人能力的成功预期时，就获得了自我效能感。

认知行为疗法有六条假说：第一，人类对现实的认知释义所做的反应超过他们对现实客观特征所做的反应；第二，人类的大部分学习都建立在认知基础上；第三，思想、感觉和行为通过内在作用相互循环关联；第四，态度、期望、归因、范畴及其他认知活动构成正常、病态和治疗行为的基础；第五，认知过程可以转化为行为科学实验以便研究；第六，认知行为疗法的治疗师通过扮演各种角色，帮助来访者设计学习经验，改善其有障碍的认知和行为、情绪方式。

加拿大心理学家唐纳德·梅钦鲍姆发现,如果让病人按照治疗师的要求自己进行训练,或许能更好地掌握自我控制力。他称这种方法为"自我训练"。其方法为,对于某种困难的情景做出认真评价之后,准备一系列包括放松和引导性想象在内的指导,在这种情况下"说到做到"自我。它可以用来完成复杂、困难的任务,而不增加唤醒水平。如果在这个过程中坚持用正面的方式自我强化,那么就会收到良好的效果。

阿尔伯特·艾利斯在20世纪50年代发展了理性情绪疗法,又于1993年改为理性情绪行为疗法。这个方法聚焦于消除患者那些"钻牛角尖"的思维方式,而这些违反经验事实的谬论,大多数是在孩提时代从父母那里学来的。如果能够从患者无理性的信仰体系中找到情绪核心,就能够更好地加以解决。当这种疗法奏效时,情绪和理性之间一般总会有直接的冲突;此时情绪发泄就使得理性替代了无理性,自我替代了本我。

亚伦·贝克在抑郁症治疗研究中,发展了认知构造转化疗法。他认为,抑郁症来自于患者有缺陷的信念,或者说"认知图示",他们更多地关注了世界消极的一面。治疗师的任务就是帮助患者识别出常见的缺陷性认知,并引导患者学会应付方法。然而,要改变他人的思维方式,这却是一个挑战。

8.2.4.4 人本主义心理疗法

玛丽·惠尔顿·卡尔金斯是威廉·詹姆斯的学生,她发展了詹姆斯的思想,成为人本主义心理学的先驱。她把自我的理念引入了现代心理学。她指出,心理学应当重新与意识经验联系起来,成为研究人类体验的科学。卡尔金斯认为,自我有整体性、独特性、同一性、变化性、对象关联性等五大特征。这些可以通过态度体现出来。她还认为,人类是从普通的体验中构筑出变幻莫测的现实的。卡尔金斯坚持心理学是研究自我的、个人的科学。她让人们知道,人类除了有反射和神经回路之外,还有心和心理。她所点燃的人本主义火种一直保持不灭,并在行为主义淡出历史舞台之后重新大放光彩。

戈登·奥尔波特继承了卡尔金斯的研究工作。他把心理学中对个体的定位扩展到了"独特的自我"上。他把人看作具有动机的整体性和独特性的综合体现,相信人生都可以理解为个人进步动机的统一体,直接目标是充实自我、成长、表现自我和发挥潜能。他还认为,人生只能从独特的角度、特有的细节角度来理解,而不是从群体的平均规律来看待。他相信,一个人只有在真正成为自己的过程中才能过上最充实的生活,表现出良好的自我认同,避免陷入混乱的境地。

卡尔·罗杰斯把卡尔金斯和奥尔波特的思想转化成"个人中心的非指导疗

法"。后来又改称"来访者中心"疗法。他允许来访者的内在冲动"朝成长、健康和调整的方向"引导治疗关系。这种疗法对智力关注较少,对感觉的重视超过其他所有的相关疗法。他提出了两项人本主义心理治疗的基本原理:第一,对自己的经历采取开放态度的人有更好的社会可塑性;第二,个体的内在动机能够帮助个体变得对经历采取更为开放的态度,使其行为对自己和社会更有益。其中,治疗师的角色是帮助来访者用更成熟的方式与他人联系起来,方法是澄清自己的感受,以提高自觉性和自我接纳。这里最关键的地方是:治疗师必须有较好的自我觉知和自我接纳,并通过治疗关系把它们传递给来访者。

8.2.4.5 革命性与格式塔

人类近代史上曾经发生过三次伟大的革命。达尔文的进化论粉碎了人类对宗教信仰的迷信,马克思的资本论挑战了人类对金钱与剥削地位的迷信,弗洛伊德的精神分析理论动摇了人类对人性和纯洁的迷信。

20 世纪初的威廉·里奇同时受到了这三种革命思想的影响,尽管这种综合的思想状态导致他同时被欧洲共产党和国际精神分析协会开除,并且受到德国纳粹当局的追捕,最终逃到了美国。里奇把精神分析理论推向了身心一元的思想,认为身心健康的关键在于解放对性能量的束缚并自由表达所有的欲望和情绪。后来,他把性能量理论引申为生命能,认为它是所有身心健康、性格、自我表现和创造力的源泉和基础,并代表了终极理解和自我觉知。他进而把这个理论推向社会领域,提出统治阶级压迫人民的方式就是压抑生命能。而心理治疗可以释放和显现每个人内在的被束缚、被压抑的生命能的力量,使我们更加清醒、有力、自信,从而外在地摆脱统治阶级的压迫、剥削和控制,内在地消除心理和生理上的麻痹。

里奇认为,身体是精神历程的完美反映。身体被日常不快带来的疼痛和痛苦所束缚,生理表征体现出所有的心理伤痛和失望、失恋和童年挫折,以及被压抑了的冲动。他的疗法中包含了许多生理技巧,例如按摩、锻炼、舞蹈、瑜伽等,用来解决长期压抑导致的身体行为固定化,解除"生理紧身衣"。

弗里茨·皮尔斯是里奇的学生。在 1936 年拜访弗洛伊德并遭到冷遇之后,他愤而抛弃了精神分析学说,并在自己的努力下,依据 19 世纪提出的崇尚整体的格式塔理论创建了格式塔疗法。该疗法强调的是当下,也就是此时此地。这种"当下中心论"关系到治疗的每个时刻。虽然过去可能是当下生活的形成部分,但皮尔斯认为,我们可以用意志和勇气来粉碎过去对现在造成的影响,克服生命中"过去"带来的有毒残渣。格式塔疗法追寻着我们疏远、分离真实自我的原因。

格式塔疗法认为,人们被过去的精神伤害所折磨,阻挠了他们对满足感的基本需求。每次伤害都制造了"未完成情境",其总和构成了个体的精神备忘录。精神备忘录迫使人们努力把过去放置在当前的背景下,试图加以解决。这就是外部的人为生活制约的来源。由于它与真正的自我约束相反,我们在体验它们的时候会带有矛盾和愤慨。人们通过投射、内投射、逆反思、折射与混淆等防御机制来暂时摆脱愤慨。

这些防御机制笼统地说,就是避免接触真实的当下。因此格式塔疗法帮助来访者接受眼前的现实,承认自己的动力就是意识。这样他才能成为拥有完全的意识、对自己负责的成年人。皮尔斯认为,这种过程就是让未完成情境进入"觉知地带",这只有在"忘我"的状态下才能实现。一个人只有在完全觉知到自己的时候,才能觉知到自我调节的内在力量。这种自我调节的能力是主体性的本质,它能使人们在生活中保持清醒,发掘潜力,让后悔、内疚、害羞等感觉消失。

皮尔斯非常欣赏里奇的自我调节理念,但他认为精神自身就可能造成干涉,导致人受到外在力量的约束。他认为在治疗过程中,无意识中的矛盾必须从过去,从空想、梦、回忆中走出来,进入"此时此地",才有可能加以去除。心理治疗的目的是揭开错觉的面纱,其方法是突破所谓"人格爆发层"。在这种方法中,美妙的觉知是一种发泄的体验,它帮助来访者把握和控制自己的人生。格式塔疗法希望人们彻底地活着,完全地关注自己的感觉,学会表达、接纳、承担责任。

8.2.4.6　存在主义

存在主义治疗师认为,治疗的目的不是帮助病人适应社会、政治和文化现实,而是引导病人发现"真诚的"自我。但这种真诚的、纯粹的自我也必须与现有的社会、政治和文化现实共存,这就导致了存在的焦虑。

存在主义心理治疗学家罗洛·梅让我们不去考虑人们面对的选择,而是考虑选择给人们带来的困惑。他认为患者最重要的问题是显得缺少自由。治疗的目的是让患者体验自己拥有这个世界的能力有所增加,让患者更好地意识到这一点并开始采取行动,从而逐渐获得"意识的自由"。梅还发现,随着病人对自己的宿命体验有了更深的了解,也就是说越来越清楚宿命的无穷力量时,他就变得更为自由,会向着自己生活中的自由和责任前行。

梅认为,当我们从自我的中心出发时,我们就会体验到自由。自我的这一部分被梅称为意识,也就是"从自我的中心体验到的自我"。梅指出,人们过去的经历、梦境以及作为一个生命体所拥有的宿命体验都以各种方式与这种"中心行为"联系在一起，而且这个"中心"只有在这种关系中才能被人所理解。对于治疗师和来访者来说，真正的挑战是达到这种意识状态和自我觉知水平。

R·D·莱茵所建立的人类行为与心理治疗理论借鉴了存在主义、精神分析、现象学和家庭系统的理论。它的主要元素是人际感觉法，用来捕捉我们所有交互作用中的元视角。作为存在主义治疗学家，莱茵努力在自己和病人真实的"具身自我"之间建立有效的联系，竭尽全力地了解病人的内心。其中关键的技术在于表达出自己有极大的兴趣准确地理解病人当时的体验，和病人成为茫茫宇宙中的知己。

存在主义者发现的悖论是：这个世界完全由他人的决定构成，但个体常常只有直面这样的现实之后才意识到自由。维克托·弗兰克尔告诉我们，如果一个人没有勇敢地面对那可怕的现实，即"人类除了可笑的赤裸的生命之外，没有什么东西可以失去"，他就不会真正地了解完整地活着、完全地坚持人道主义、忠实地守护自由意味着什么。他认为，人们保持活力的唯一方法就是找到生命的意义。而只有在积极质问自己的存在时，才会发现静候于境遇和命运之上的自由，进而表达出对他人、对自己的存在所承担的责任。而只有沉浸在超越我们自身价值的事物中，我们的整个存在才能得到彻底的救赎。

存在主义者认为，如果不为体验和表达自由而培养"创造性的、态度论的、实验主义的价值观"，人们就会把自己的生命引向绝望和毫无意义的虚无，当遇到挫折与迷茫时就会失去生存能力。处于这种状态的人会使生活变得非常空虚、无意义、无目的、迷茫。为此，弗兰克尔提出了存在意义疗法，其主要内容是更新对目的、意义、意图的理解，用以填补所谓"存在真空"。该疗法强调：第一，参与具有创造性的、内容丰富的活动，追求在体力上、智力上以服务为目的的工作；第二，接受陌生的体验，把自我放到自然和艺术的美丽环境中，感受其力量，并在集中的感觉经验中释放自我；第三，建立一套价值观，有目的地、勤劳地、勇敢地生活，接纳不可避免的现实。

弗兰克尔认为，生活就像乘坐火车去往遥远的目的地。其真正目的在于充满希望地出游和完全地体验旅行，过程的意义胜过到达目的地的意义。弗兰克尔不是要我们获得像自我实现那样的高级体验，他要我们摆脱对自我的关注。他提出，对自我的关注会导致看不到自己在世界上存在的意义和目标，从而意志消沉地对待存在的意义，变得只对自我感兴趣；而心理健康则意味着超越对自我的关注，将关注沉浸到自我的意义和目的中去，于是自我就会自然而然地得到实现和满足。

8.2.4.7　女性主义

从精神分析理论创建之时开始,弗洛伊德在充分理解女性歇斯底里症方面就遇到了困难。事实上,那个时代女性的心理问题,许多都植根于当时的社会环境和对女性角色的扭曲要求之中。换句话说,疯狂根植于病人自己难以控制的世界中。尽管这是一个基础而又明显的事实,但直到一个世纪之后,人们才开始重新审视精神病学的理论。

最初的女性主义者试图调和精神分析理论中的厌女症倾向。例如南希·乔多罗所重建的精神动力学,就把男性对女性的压迫归罪于男性性别的社会化。但在这个理论中,女性心理学仍然受到了家长制的束缚,未能反映出女性真正的需要,并且继续把女性描述为需要得到有力的、能够解决难题的治疗学家拯救的消极客体。在下意识中,到 20 世纪 70 年代为止的心理学家们把"正常、健康的女性"当做了患有心理疾病的人。直到 1995 年,很多新出版的变态心理学教科书都完全没有提到女性主义。

传统心理治疗的中心任务是帮助人们适应世界。对女性来说,这就意味着学习如何适应社会对性别角色的期望。因此,心理治疗成了另一个"让女性顺从的洗脑工具"。那些不能或不愿意接受解剖学强加给他们的扭曲的社会性别的女性,通常被当作具有生理、道德或者社会方面的缺陷。在精神与情绪失调的思想史上,主流群体的男性总是理智和自我控制的典型,而女性不论与理想的男性相像还是完全不同,都被认为是有问题的。

女性主义认为,心理治疗的语言会暗示女性有病,需要帮助,从而让人把注意力引向错误的方向,从而把自我降级到一个观察自己的冻结、扭曲的历史的人。而女性主义心理治疗的旅程则是自我发现和自我授权过程。从女性主义的角度来看,最基本的一点是不再认为女性的经历是病态的。女性主义者认为,心理治疗的本质是治疗师对来访者和病人的价值观和世界观施加的非人性的控制。因此,女性主义者建议实施"不带性别歧视的心理治疗"。

8.3　结合脑科学的方案

从 20 世纪初开始,人们对神经系统的研究日渐增加。心理学界开始出现了一批以大脑和神经系统为研究对象的学者。这一部分的研究日渐繁荣发达,并逐渐从心理学中独立出来,形成神经科学这一全新的领域。20 世纪后期,神经科学的发展异常迅速和成功。不仅跻身于最前沿的科学领域之一,把作为它父母的生理学和心理学远远地甩到了后边;并且还变身成为现代人理解心理与行为的核心工具,几乎把传统心理学扫进了历史的垃圾堆。

尽管如此,神经科学家们也没有忘记最初出身的心理学界对人类健康安宁的理想和抱负,尝试通过自己对大脑的理解,为建立人类的核心精神提出独到的见解。

8.3.1　大脑中的光点

8.3.1.1　巴甫洛夫

1849 年 9 月 26 日,伊万·彼得洛维奇·巴甫洛夫出生于莫斯科东南的小城梁赞。伊万的父亲,彼得·德米特里耶维奇·巴甫洛夫是俄罗斯东正教神父。伊万是家里十一个孩子中的老大。他从小受母亲瓦尔瓦拉·伊万诺娃·乌斯片斯卡娅的影响,喜欢做家务、照看弟妹和庭院,并且爱好各种运动。由于七岁的时候从高墙上跌落受了重伤,巴甫洛夫直到十一岁才开始上学。他先是读了梁赞的教会学校,再进入当地的神学院。但在毕业之前,他辍学进入了圣彼得堡大学,学习物理学与数学。基于对生理学的浓厚兴趣,巴甫洛夫进入皇家医学与外科学院继续学习。1879 年,他毕业于俄罗斯军事医学院,随后在那里继续研究生学习,并于 1883 年报告了自己的博士论文。

博士毕业之后,巴甫洛夫赴德国进修了两年,随后回国寻找工作。1890 年,巴甫洛夫出任军事医学院药理学教授。1891 年,他受圣彼得堡皇家实验医学研究所邀请,组织生理学系,并领导了这个系四十五年之久。巴甫洛夫于 1895 年同时兼任军事医学院生理学系主任。1901 年起,巴甫洛夫开始被提名诺贝尔奖,并于 1904 年因在消化生理学领域的研究工作获奖,成为第一个获得诺贝尔医学或生理学奖的俄罗斯科学家。

8.3.1.2　条件反射

尽管巴甫洛夫在几个不同的领域都有出色的研究,但对后世影响最大的是他关于经典条件反射的研究工作。这些始于动物学习的研究,最终成了现代学习理论的基石。巴甫洛夫发现,大脑善于把各种环境"条件"与某些天生的刺激—反应组合。比如,本来吃饭的时候会流口水。如果每次吃饭流口水之前都先听音乐,最后听音乐本身就会引起流口水。随后人们的研究表明,这种"条件化"可以产生各种匪夷所思的组合。例如看到某种花就产生哮喘,听到某个名字就会情绪失控,闻到某种气味就会打起精神学习,甚至吃到某种菜就会产生免疫反应,等等。这个发现对人类的意义,直至今日都还没有完全被人们所理解。

巴甫洛夫的发现被约翰·华生和斯金纳介绍到西方,引发了心理学界的行为主义运动。从此,"条件化"这个概念在西方社会深入人心,改变了人们对自身、对行为、对学习过程的理解。从此之后,人们在遇到自己所无法理解的行为心理现象时,就会想想它是不是来自某种莫名其妙的条件化,并设法把它的隐藏条件找出来加以改变。

8.3.1.3 反射弧

巴甫洛夫把条件反射的过程称为"反射弧"。在巴甫洛夫看来,刺激在大脑中所代表的区域和反应在大脑中所代表的区域之间存在一个直接的"弧状"联系。一旦刺激区启动,一个光点瞬间就能从这里传到反应区,引发相应的反应。随着人生的学习过程,大脑中越来越多的区域相互之间建立了这样的联系。于是,对于成年人来说,我们大脑中的运作在巴甫洛夫的图景中,就是一个光点以极高的速度从一点跳向另一点,再这样地顺次跳跃下去,永无休止,与此同时产生了我们的各种行为、思想、感觉和情绪。

对于巴甫洛夫来说,生命就是这个在大脑中忽快忽慢、不停跳跃的光点。这个光点的运动,产生了我们意识中的所有内容,包括感觉、情绪、思想和行为。而所谓的记忆,就是大脑里建立的相关弧状联系。学习的过程,就是这些联系建立的过程。而人们的成长,就是从婴儿时期仅有少数先天联系的大脑,发展为成年人丰富的弧状相互联系的过程。每个人在成长过程中所建立的联系弧的不同,决定了他们不同的天赋、才能、素质和人格。因此,所谓心理疾患就是某些联系弧建立的异常;而心理疾患的治疗就意味着修正那些有问题的联系弧,重新建立一些符合需求的联系弧。

8.3.2 微接触

8.3.2.1 神秘的孩子

在官方的传记中,查尔斯·斯考特·谢灵顿爵士 1857 年 11 月 27 日出生于英国伦敦伊斯灵顿区,父亲为乡村医生詹姆斯·诺顿·谢灵顿,母亲为安妮·瑟特尔。然而,詹姆斯·谢灵顿实际上是大雅茅斯地区的五金和颜料商人,而且早在 1848 年,也就是查尔斯出生之前的 9 年就死在了雅茅斯。在 1861 年的人口普查资料中,查尔斯的记录是:查尔斯·斯考特,4 岁,寄宿,出生地印度;家里还有安妮·谢灵顿,户主;以及凯莱布·罗斯,访客,已婚,外科医生。查尔斯就在这个家中长大,1871 年凯莱布登记成为户主,但直到 1880 年,凯莱布的妻子去世,安妮和凯莱布才正式结婚。查尔斯和他童年时这个家庭的关系就成了谜。

凯莱布·罗斯是一位传统的学者,也是一位考古学家。他带给了谢灵顿对艺术的热爱。家中时常来访的知识分子客人们也给谢灵顿铺就了对学术问题的好奇心。还没上大学之前,谢灵顿就已经阅读了凯莱布送给他看的,约翰内斯·缪勒所著的《生理学基础》。他先读了伊普斯维奇学校,然后在罗斯的敦促下开始学医。先是进入英格兰皇家外科学院,并通过圣托马斯医院进入剑桥大学冈维尔与凯斯学院主修生理学。1891 年,谢灵顿开始担任伦敦大学布朗高级生理学与病理学研究所所长。1895 年,谢灵顿出任利物浦霍尔特生理学教授。1913年,他被任命为牛津大学韦恩弗利特生理学教授,直至 1936 年退休。

由于他在神经细胞的研究工作方面取得的出色成就,1932 年,谢灵顿与埃德加·阿德兰共同获得诺贝尔生理学或医学奖。

8.3.2.2　藕断丝连

在谢灵顿之前,人们曾经普遍认为,"反射"背后的过程是存在于所谓"反射弧"内部的孤立活动。然而,谢灵顿的研究证明,反射需要完整的有机体内部的整合活动,而不仅仅是通过某个分离的反射弧就能够完成。也就是说,即使连接刺激感受区和反应区的反射弧本身是完整的,如果系统缺失了其他重要的部分,反射仍然无法完整地完成。这个工作完全地改写了巴甫洛夫"奔驰光点"的生命图景。它让人们开始意识到,大脑的工作并非由某个孤立结构负责某种工作那样简单,而是以某种方式协同整合地工作。

大脑究竟是什么? 在谢灵顿的工作之前,关于大脑曾经有两种理论。其一是"一体网络"理论,即认为整个神经系统,包括大脑在内都是一个一体性的、不可分割的网络。其二是"神经元"理论,认为神经系统是由许多称为"神经元"的小部件构成的。这两个理论曾经激烈竞争,不相上下。然而,谢灵顿通过自己的工作,发现尽管神经系统中的确存在神经元,但它们相互之间却可以通过某种连接来沟通信息,从而在非一体性的构件基础上仍然能够整合起来像网络一样工作。谢灵顿给这种连接想了一个新的名字:synapse。它来自希腊文,意为"连在一起"。中国科学家给它找了个比较形象的中文名字:突触。意思是,神经细胞的突起之间相互接触的地方。

这两项工作,被收入谢灵顿 1906 年出版的著作《神经系统的整合活动》中。正是这些发现给他带来了诺贝尔奖。

8.3.2.3　人的本质

谢灵顿的研究开启了现代神经科学的大门。此后一百年来的研究,揭示了由数以千亿记的神经细胞构成的神经系统的高度复杂性,其中既有区域分割,也有互联整合,并且至今其复杂性发现还在呈几何级数增加。甚至有人说,倾尽宇宙间所有的基本粒子数,也不够记录整个神经系统的连接状态。换句话说,如果整个大脑都被充分开发利用起来,那么大脑的全体状态足以表达有关宇宙中所有的基本粒子中每一个的状态的知识,并且其能力仍然有所冗余。

既然从人类体内发现了表达能力如此丰富的系统,谢灵顿以来的神经科学家们就有十足的信心,认为所谓人类的内心活动,就是由这么复杂的神经系统的活动所衍生出来的心理现象。在这个系统之外,再也不需要其他任何神秘未知的东西了。因此,在神经科学家看来,生命的心理部分就像生理部分一样,也是高度唯物、高度确定的,没有任何所谓"意志、自由度"可言。换成标准的哲学表达方式,那就是:意识与心理,是物质变化的产物。这个物质变化,就是神经系统中千万亿神经细胞以及它们之间相当于宇宙基本粒子数量级的连接之间的状态及其变化活动。这些活动决定了我们每一瞬间的心理活动。或者说,这些活动"就是"我们每一瞬间的心理活动。因此,从神经科学的角度来看的话,如果我们的心理出了问题,一定是某些这样的神经突触连接活动出现了问题。

那么,如果这些问题是基因导致的,我们就需要修改基因;如果是代谢导致的,我们就需要修改代谢过程;如果是内分泌导致的,我们就需要修改内分泌状态。总之,我们需要动手修理自己的大脑硬件状态。因为,硬件决定了我们的功能。

然而,由于神经科学和它的前代父母生理学与心理学一样,其高度的复杂性使得以往采用公式定理来表达其全体工作规律的尝试都无功而返;因此,神经科学也就缺乏能够定量检验其基本假设的方法。而正如理论物理学到了现代,高度依赖对其假设的数学精确性的检验以鉴别其正确与否,其实神经科学的假设也同样需要这样的鉴别。这两个状态相互叠加的结果,就让神经科学的这类基本假设变成了"事出有因,查无实据"的情形,在法律状态下等同于不可判决的悬案了。

8.3.3　直接参与

在过去的百年中,人们的确一直在尝试这样去干预神经系统的活动。从最初的采用脑白质切除术治疗精神疾病,到后来的各种抗精神病药物,以及深部脑刺激、经颅强磁脉冲刺激、直流弱电刺激、直流弱磁场刺激等,都在试图通过物质手段,人工影响大脑的活动。早年的许多疗法,在今天看来宛如草菅人命。不难推断出,今天我们跃跃欲试的疗法,在未来的科学眼光看来,恐怕也好不到哪里去。这是因为,这些疗法不仅从机制上根本说不通,并且隐患重重;更重要的是,精神和心理疾病究竟是怎样产生的,本身就在未定之天。因此,不论怎样大胆或者小心的疗法,都相当于杀良冒功。其最好的结果,也不过就好比知道敌人就混在百姓丛中。那么最保险的办法,莫若把这群百姓统统咔嚓了。如同昔日的"宁可错杀三千,绝不放过一个"的凶狠残暴。最差的是,根本不知道敌人是不是在人群中,就先杀光这群人再说。反正杀一儆百,至少也能吓得敌人不敢轻易动弹。这就已经不是正常的误伤名额范畴,而是彻头彻尾的战争罪了。

在这种疗法无据、疗效无考的尴尬情况下,在与神经科学的交叉领域中,也有不少天才卓著的人士,尝试寻找一些更为温和、更有依据的干预方式,以寻求对精神心理疾病治疗的改进。

8.3.3.1 相关与因果

现代神经科学家群体已经认识到,神经科学所用的各项研究技术,所报告的基本上都是相关关系。例如,在发生某行为时,脑内某处的代谢增强;在接受某刺激时,某些电极附近的电活动增加,等等。在人类的研究中,基本上就仅限于此。对于少数脑损伤者和动物脑人为损伤实验的研究,还能进一步看到诸如"破坏某区域,则某种功能丧失"之类的现象。但这仍然只能说明,这些部位在这些人或动物的这种状态下,必须保持完好以实现某功能。它仍然只能作为相关,而不能作为因果关系的论述。

为了说明这种情况,让我们考虑情绪与大脑杏仁核复合体的关系。杏仁核位于颞叶底部,相当于颞叶发达之前的古老对应部位。无数的研究证明,杏仁核复合体的活动与情绪活动之间有密切的相关关系。如果刺激或破坏杏仁核,也能干扰情绪功能。在神经科学发展的最初阶段,人们就会立即跳到这样的结论,即杏仁核是情绪功能的所在部位。但这样过快地得出结论是有一些问题的。首先,神经系统中,还有许多部位也和情绪有关,这些部位受到影响时,也会引起情绪功能的改变;其次,杏仁也有许多其他非情绪功能,破坏了杏仁也会影响其他许多功能的实施;最重要的是,如果把脑的其他部位都破坏了,只剩下杏仁,那么这个动物绝没有可能表达出情绪功能。另外,如果在胚胎发育的早期丢掉了杏仁核,成长起来的个体会完全发育出所有的情绪功能,而并不再需要依赖杏仁核复合体。因此,说杏仁复合体是情绪中枢,并没有什么绝对的意义。唯一能够确认的现象,仍然只是相关关系。

8.3.3.2　信号回送

但相关关系并不比因果关系更缺乏意义。尽管科学总希望能够描述因果关系,但技术的完成却并不需要因果。比如,尽管人们并不知道不同频率的脑电与睡眠之间有怎样的因果关系,但了解睡眠中脑电的低频化现象,就让人们得以简单地从脑电判断睡眠状态。因此,对于许多技术的成就而言,只需要了解相关关系就足够了。

但人们并不是只了解睡眠状态就够了的。人们还希望能够影响睡眠状态。以往人们认为,不了解睡眠现象中的因果关系,就没办法去影响睡眠状态。但人们终于突破了这种认识上的自我设限。技术天才们想,既然睡眠伴随着脑电频率的降低,那么我们给大脑一些低频的、类似睡眠状态的电信号,是不是就能像引起相干共振一样,诱导出大脑的低频状态,进而产生睡眠呢? 于是,各种"智能睡眠仪"就像雨后春笋般地不断涌现了。这种把生物学中的关键频率放大,再回输给机体的思想,也并不仅限于睡眠。于是,就有了周林频谱仪,以及各种各样的利用各波段电磁波的理疗设备。

8.3.3.3　生物反馈

另一种利用已知生物信号的思路,来自中国古老的"自知者明"的思想。技术天才们认为,人们之所以没有办法很好地控制自己的生理和心理状态,是因为人们对自己的状态缺乏准确的把握。例如,人们不知道,哪种身心状态才有利于进入睡眠。既然如此,如果把从身体上记录到的生理信号,制作成简单的、容易让人们感受到的形式,例如光亮、音高、音乐节奏等,再展示给本人,是不是就能让他更好地调控自己的入睡状态呢? 于是,各种类型的生物反馈装置也就应运而生。

最初的生物反馈,仅仅是把体温、皮电、皮肤汗腺分泌,以及心率、血压等信号展示出来。进一步,人们开始把从生理信号中分析出来的各种参数反馈给个体,例如心率变异性、脑电分析参数等。在脑功能成像技术成熟之后,人们甚至开始把个体的脑功能磁共振信号反馈给本人。只是这类需要大型仪器的反馈成本过于昂贵,操作过于不变,无法简单地推而广之而已。

生物反馈在许多领域取得了令人惊讶的成功。它成功地让个体得以放松,学会调整自己的心率、血压、植物神经紧张度,甚至可以学会调节自己的某些脑功能参数。以灵长类为实验对象的研究表明,生物反馈甚至能让动物学会改变自己的脑神经细胞放电模式,并利用这些新学会的模式来控制周围的环境。最著名的实验,就是由杜克大学的尼可雷里斯实验室实施的,该实验利用这个方法让恒河猴学会只用神经细胞放电活动来操纵位于其他房间的机械手,再用这只它自己从来没见过的机械手来玩游戏,为自己赢得食物。这只机械手可以位于隔壁,也可以位于地球的另一端,甚至可以位于火星。这个技术,也让人们利用脑活动远距离遥控机械装置,完成战争或星际探索等目的成为可能。

与信号回送那种简单粗暴的共振思路不同,生物反馈带给人们更为深刻的启示。许多过去认为不可能由意识控制的生理活动,包括脑的活动在内,在生物反馈下都能够实现并对其加以自我调节。这岂不是说明,如果能有适当的反馈方法,我们也能自己控制心理活动了?比如,我们想消除自己的恐惧、抑郁等负面情绪,岂不是有了可能?这个启示的深远影响,至今还有待于进一步的开发和探索。

8.4 其他的可能性

人类大约很早就开始意识到,自己与真实之间的沟通存在着扭曲。因此,尝试修改这些扭曲的努力也贯穿了人类发展的历史。在历史长河中,人们尝试了各种可能的方案。其中有一些尝试,即使在遥远的今天,也闪烁着智慧的光芒。

8.4.1 来自生活的智慧

在心理学建立之前,这类自我调节的努力都以某种"文化习俗"或"生活智慧"的方式加以流传。例如,在驾驶训练中著名的两秒钟原则,就是在驾车跟随前车时,要与前车保持两秒钟的距离。如果你的车速是每秒5米,那就与前车距离10米;如果车速每秒25米,就与前车保持50米的距离。这个规定不知从何而来,却成了驾驶训练的黄金标准。

直到20世纪中叶,人们在研究意识的时间延迟时,才发现意识处理感觉信息其实有半秒钟左右的时间延迟;而有意识地决定一项自主运动,也需要大约1.5秒的准备工作。因此,从一个环境变化发生,到我们清醒地做出有意识的反应,这中间就需要大约2秒钟。如果我们距离前车太近,一旦情况有变,我们就没有足够的时间来做出准确的判断和反应,从而大大地增加了发生交通事故的可能性。因此,这个"两秒钟原则"其实包含了深刻的对意识运行状态的知识。

再比如,民间素有"哑巴硌"的说法。也就是说,如果我们突然碰到了某些比较坚硬而且尖锐的物体,最好是发出一声惊叫。如果没有发声,就比较容易受伤。我们在动作片中,也经常看到演员们在激烈搏斗中被击中时,通常会叫上一声。这种反应方式,就可能与我们对疼痛感觉的生理、心理反应过程有关。它可能代表了某种"有准备的"被击中状态。而现有的研究表明,有准备的被击中,它的疼痛感受会比较轻,它的脑过程也与没有准备的截然不同。

因此,尊重生活的智慧,并从中采撷具有深刻生理心理意义的方法,可能为解决现代心理问题开辟新的道路。

8.4.2　未来的开端

随着时代和科技的进步,人们对心理现象的理解也在与时俱进。例如,在机械时代,人们对生命的理解就是精密的自动机械;到了系统论、控制论、信息论时代,人们又开始把生命理解为控制系统;电子计算机的出现,特别是个人计算机的出现,让人们开始把生命理解为类似计算机一样的软、硬件系统;而网络和云计算的出现,也将进一步修正人们对生命的认识。

新知识进入生命科学和心理学,总有比较严重的滞后性。例如,物理学的革命在 20 世纪初到 20 世纪 50 年代就接近完成;但新提出的相对论和量子力学,却迟至今日也未能作为主流理论影响生命科学。尽管近年来,更多的作者开始呼吁把量子力学引入生命科学,但并没有产生根本性的指导思想改变。同样地,尽管电子计算机已经出现了半个世纪,互联网已经出现了三十年,云计算也有了近十年的发展,但人们几乎没有完全正视计算机系统的隐喻对生命科学和心理学理解的影响,网络和云计算就更说不上了。

从这个角度上说,生命科学和心理学已经远远落后于当代主流科学理论一百年,在技术思想上也至少落后主流技术领域五十年。

8.4.3　微心理学

随着测量与计算控制能力的提升,当代科学技术在许多领域都进入了微观时代。纳米技术,微操纵等精密技术方法的实现,使得人们能在微小的尺度内影响物质世界。那么,心理学是否也能从微小的尺度加以处理呢? 有没有可能如同古人所说,"见微知著,防微杜渐"? 从理论上,这是可行的。只要我们能够在心理学上获取微小变化的测量方式,并了解对心理过程做出微小干预的方法途径。因此,微心理学,或许会成为未来在心理学领域的纳米技术。

9   终极问题

> 一切众生，从无始来，种种颠倒……诸修行人，不能得成无上菩提……皆由不知二种根本。
>
> ——《楞严经》

在每天的日常生活和工作中，我们经常会遇到各种各样的问题。简单的比如："今天的早餐吃什么?"重要的如："我该选哪个课题开展研究?"有时，我们会遇到情感色彩比较浓厚的问题，例如："她为什么不喜欢我?"有时候，问题会特别关键，比如："公司快破产了，我该怎么办?"

这些问题尽管各种各样，但归纳起来不外乎三大类。第一类是事实本身，可以称之为"是什么"的问题。这类问题也可以延伸为"什么时间"，或者"什么地点"，但总体而言仍然是关于事实的。第二类是关于事实的起因的，可以称之为"为什么"的问题。也就是说，要追究一个事实的产生其背后的原因或者动机。第三类是关于事实的演变的，可以称之为"怎么办"的问题。这类问题关注的是事实未来的演变及其实现的途径。

通常，我们在问题得到答案之后，就不会再予以追究了。比如，决定了早餐吃什么，就不会再想为什么要吃饭；了解了别人为什么不喜欢我，就不会再想为什么要别人喜欢；想到了挽救公司破产的办法，也就不会去想公司为什么会走到今天的局面。总之，对于这类问题的思考常常是有限的。其目标是获得答案。一旦有了答案，思考就终止了。如果在获得了答案之后，还要不断地去想，就会被认为是"钻牛角尖"，甚至有精神疾病的嫌疑了。

然而，有一类问题，却是不那么容易找到答案的。例如，"我是谁?""我为什么活着?""我该怎么活着?"这类问题触及到了我们自身存在的本质，引发了我们对自己心理主体的探究。由于我们通常最欠缺的就是"自知之明"，因而这类问题的答案也就深度隐藏着。人们把这些问题视为终极问题。

在人生的某个阶段，许多人都触及过这类问题。但大部分人在碰到这个问题的时候都避开了，并且自己告诉自己，想这些没有意义。少部分人尝试去用心思考过，并且实地感受到这类问题的玄妙力量；但他们就此浅尝辄止了，没有真正持续地走下去。更少数的人的确持续地想，但他们的思考不够专注、不够透彻，因此始终未能突破。只有极少数人，在对这些终极问题的极致思考中获得了真正的突破，从此拥有了与常人迥异的世界观、人生观和价值观。对于这些人，在任何文明、任何历史阶段中，人们都给他们以某种特殊的称谓，如"圣人"、"先知"、"导师"和"世尊"。

然而,对终极问题的思考并不是宗教创始人或者圣人们的专利。每个人都有可能在这些思考中,获得属于自己的领悟。这也是中国文化精神带给世界的重要启示。

9.1 引言

9.1.1 天问

人类文明自从认知革命以来,就一直在关注终极问题。在不同的历史阶段和地理环境下,这些终极问题有各种版本和形式。例如,美国学者布鲁斯·立普顿在他的《自发进化》一书中,就提出人类文明有三个永恒的问题:

> 第一,我们是从哪里来的?
> 第二,我们为什么存在?
> 第三,我们既已在此,应该怎样做?

同样的问题,在中国文化的背景下就变成了另外的风格。例如,唐代张若虚的诗《春江花月夜》:

> 江畔何人初见月? 江月何年初照人?

再如东周时楚国大夫屈原的《天问》:

> 遂古之初,谁传道之?
> 上下未形,何由考之?
> 冥昭瞢暗,谁能极之?
> 冯翼惟象,何以识之?
> 明明暗暗,惟时何为?
> 阴阳三合,何本何化?
> ……

这些终极问题,在西方文化的背景下,很容易变成宗教式的陈述。而如果用很文学化的方式表达,看上去就似乎更像是浪漫主义的情感表述。但在中国的禅宗文化中,这些终极问题却是实实在在、真刀真枪的内心探索。例如沩山禅师问香严禅师的问题:父母未生时,试道一句看? 这个问题迫使香严禅师抛下了一切理性的学术研究,专心思考了很久,终于获得顿悟。

> 师被一问,直得茫然。归寮将平日看过底文字从头要寻一句酬对,竟不能得,乃自叹曰:"画饼不可充饥。"屡乞沩山说破,山曰:"我若说似汝,汝已后骂我去。我说底是我底,终不干汝事。"师遂将平昔所看文字烧却。曰:"此生不学佛法也,且作个长行粥饭僧,免役心神。"乃泣辞沩山,直过南阳睹忠国师遗迹,遂憩止焉。

> 一日,芟除草木,偶抛瓦砾,击竹作声,忽然省悟。遽归沐浴焚香,遥礼沩山。赞曰:"和尚大慈,恩逾父母。当时若为我说破,何有今日之事?"乃有颂曰:"一击忘所知,更不假修持。动容扬古路,不堕悄然机。处处无踪迹,声色外威仪。诸方达道者,咸言上上机。"

可见,终极问题在追寻真实的人手中,就变成了认识真实的方法和道路。

9.1.2 内心探寻者的归宿

并非只有中国的禅师才会在这样的思考中获益。事实上,在心理学领域中,许多心理学大家都在某种终极探寻之后建立了真正属于自己的理论流派。在《谈话疗法》一书中,作者彼得·班克特在前言中写道:

> 这本著作的创作主要来源于我25年来面对那些聪明、好奇、理解能力极强的文科本科生的心理学教学经历。我的"听众"是我过去和未来的学生们——尤其是那些在直接面对世界的本源问题时乐于学习、勇于探索的学生们。我的教学目标是向读者真实地呈现心理治疗的谈话疗法是如何诞生,如何在我们这个世界中被制度化,又是如何持续发展的——正如我们所知,每年都有数以万计的人为了解决生活中最困扰他们的矛盾和挑战而求助于心理学。

可见,在班克特看来,心理学的重要目的之一,甚至是核心的目的,就在于"直接面对"世界的本源问题,并且对其"乐于学习、勇于探索"。换言之,在班克特看来,现代心理治疗学发展的核心动力,就是众多心理学大家们探索世界的本源问题,并分别给出各自的答案的过程。他们的答案,以及这些答案与社会需求、学科管理体系之间的互动,就构成了现代心理学发展史。

这个问题为什么如此重要呢? 正如班克特所揭示的现代科学教育的弊端:

> ……许多学生……名义上接受的是良好的教育,实际上……深层的甚至困扰着人们的思想却被掩盖其中。……身为一个受过良好教育的青年科学家,却信仰那些对《圣经》的字面解释;更为麻烦的是,他自己的意识内容是被间隔划分了的。在我看来,他连理解他自己的信仰与智力之间存在的矛盾都做不到,更不用说运用自己的知识和创造力去解决这种矛盾了。

换句话说,本该能够极大地提高人类素质的高等教育,如果没有包含对这些根本问题的探索,就会制造出一些意识内容被"间隔划分"了的人。他们的信仰和智力之间存在着自己无法发现的矛盾,而这些矛盾的无力解决就是大部分心理健康问题乃至社会问题存在的根源。因此,历代的心理学大家们在探索心理健康问题的根源时,几乎不可避免地会进入并投身于这个极为深刻的艰难领域,并力求给出自己的理解和答案。

9.1.3 心理的动力学

弗洛伊德的精神分析在内心的结构与功能方面有怎样的贡献呢? 这一点在他之前,叔本华已经做了一个简短的揭示:"对于它所拒绝的东西,意志会阻止其进入知性的知识;正是通过这一点,疯狂可以破门而入,侵入灵魂。"换言之,正如弗洛伊德同样发现了的,那个时代所流行的歇斯底里症,其根源是被窒息在无意识之内的富有意义的情绪产物。弗洛伊德对梦境生活的精神分析表明,正是由于人类性心理的需求所造成的冲突,给那个时代的人们带来了这些神经症的表现。身处时代剧变之中的人们,无力处理内心的渴求与外在的规范之间的关系,于是表现出了自我挫败的无助、自我欺骗和绝望。这些其实是个体心灵中,同时也是文明之中深刻的结构断层的产物。

在词语联想测试中,弗洛伊德发现病人对某些内容表现出强有力的阻抗,这使弗洛伊德发现了压抑现象,也就是下意识的故意忘记,或受驱使的健忘。弗洛伊德认为,压抑是逃避和自我责难之间的过渡状态,它的本质就是让某些内容与意识保持距离,以避免产生不愉快的后果。弗洛伊德相信,压抑的失败意味着我们无法接受的冲动和痛苦的观念闯入了意识,这就是神经症的根本原因。最重要的是，并不是一个无法接受的思想使它从知觉中消失；而是思想或感觉的联合体及其相互关系让心理上的痛苦增强到再也无法有意识地承受所致。这种痛苦产生的原因，是由于这些冲突强烈地冲击了个人的伦理自我形象。

关于压抑的概念，另一个重要之处是就心灵的能量动力学而言，压抑是比较高耗能的。换句话说，要把这些内容排斥在意识之外，需要消耗大量的心灵能量。操纵这种排斥的自我防御机制因而有可能被这个工作所压倒，于是就产生了弗洛伊德所说的"防御系统的崩溃"。此时个体将以某种意识无法理解的方式将这种冲突展现出来，从而在拒绝和展现这两个互相矛盾的动机之间达成某种平衡。这就是神经症症状的来源。

为了研究人类动机、行为甚至文明的普遍性的、深层的、结构上的和历史性的根源，弗洛伊德选择了那些在文明的重压下崩溃的人们的不正常行为作为研究对象。对此，他的解释是：

> 如果我们把一块水晶摔到地上，它就碎了；但它的碎片不是杂乱无规则的。它沿着它本身就有的裂痕碎成一个个断片，它们的边界——尽管是看不见的——是由水晶的结构预先决定的。精神病人就是以这样的方式裂开和破碎的结构。在过去，人们对精神错乱者怀有一种虔敬的敬畏，而我们也无法收回对他们的这种感觉。他们从外部的现实抽身离去，但正是因为这个，他们对于内部的、心灵的现实知道得更多；而且他们可以向我们揭示出大量的事物，倘若没有他们，我们是无法感知那些事物的。

对此，弗洛伊德的解决方案，就是引导来访者克服压抑所带来的阻抗，探寻促成神经症表现的内在心理动力。通过旷日持久的工作，让来访者得以意识到自己正在发生的阻抗行为，并借此认识到自己行为的根源所在。通过这种工作，弗洛伊德认识到，我们日常行为的动力并非如我们所认为的来自思想，而是来自我们所不知道的潜意识。

9.2　地位与平衡

潜意识里最重要的动力是什么呢？对于这个问题，弗洛伊德的回答是：性。他本人把它具体化为著名的"俄狄浦斯情结"。然而，在精神分析运动的发展过程中，这个观点曾经几次遭到他原本最亲密的追随者的挑战。从另一个角度看,这些挑战都进一步丰富了我们对潜意识、对内心的动力学的认识。第一个挑战者,或者在弗洛伊德的立场上来说是背叛者,就是阿尔弗雷德·阿德勒。

9.2.1 社会环境的内心意义

如果说弗洛伊德研究的是心理的生命本能部分,阿德勒所探讨的则是心理的社会生命部分。按照彼得·班克特的总结,阿德勒的"个体心理学"理论有四个基本原则,分别是:目的、自卑、情结和原型。弗洛伊德信仰的是达尔文的生命演化论,认为生命有能力演变;因此通过精神分析,人们可以"较悲哀但较明智"地活下去。而阿德勒则信仰斯宾塞的社会进步哲学,认为生命会从低级向高级演变,因而个体也会向快乐不断增长的方向发展,人类的群体则更会向一个更完善、更公正的人类共同体进化。换句话说,阿德勒相信,生命的目的就是让人们一代比一代过得更好,就是在生命的过程中寻求意义和价值。他以人类的协作行为为例,来说明人类已经进化超过了单纯优胜劣汰的阶段,而是拥有了更高的、为了群体的进步而努力的动机。

接下来,阿德勒指出个体的自我始终存在着一种内在的匮乏和无价值感。这种虚弱无助的感觉可能由于身体或心理的某些现实而触发,但其本质仍然是内在的。为了补偿这种自卑,个体会努力创造外在条件来证明自己的优越,但这种动机常常把人引向与人类的进化论价值恰恰相反的方向,促使人们做一些希望会使自己变得无懈可击、实则让自己变得更加不完整的事。这种根本性的冲突是所有心理障碍的根源。

阿德勒认为,这种克服匮乏的努力产生了"情结"。从前述最核心的自卑情结出发,人们以掩盖或补偿的方式为它罩上了某种面具。人们由于在基本的层面因为失去勇气而痛苦,于是寻求凌驾于他人之上的社会权利以寻找价值感,并隐藏那种真正的不安全感。这种自我欺骗导致这种匮乏永远都无法满足,个体也因此一直陷于类似的行为而不能自拔。比较明显的情结如自卑情结、俄狄浦斯情结、救赎情结、证据情结、领袖情结和"不"情结等。

阿德勒指出,这些情结会形成个体在儿时的"原型",也就是生活的风格。这些风格通过意识的和无意识的经验创造了我们所居住于其中的世界。换句话说,阿德勒相信,我们关于自己生命的信念,决定了我们的努力方向,因而也决定了我们生命的走向。对于心理障碍者来说,生命的开端往往是某种消极的信念,从而引导他采用与消极成见一致的原型。

在这个理论的指引下,阿德勒认为每个人都应当唤醒自己的群体动机,也就是为人类的整体而努力的协作精神。而作为个体的无助与自卑,则通过原型的仪式化方案加以解决。如果原型成功地增加了个体的协作精神和集体意识,人生就走上了正确的轨道;反之,如果原型未能让个体变得亲近社会,个体就没有发展出来自社会感觉性的内在满足,于是就陷入了心理障碍之中。

因此,阿德勒的理论得出的直接推论,就是亲社会能力决定了个体的心理健康。因此,阿德勒坚持从幼年开始,个体应当得到鼓励以保持勇气,并避免虐待、忽视和溺爱。对于成年人而言,最重要的是为患者建立新的原型,以使其亲社会行为更易于发展。在阿德勒看来,人只有成功地融入社会,并且为人类整体的福祉而努力,才能消除自我的匮乏感,并发展出健康的人生。换言之,向更好的集体社会环境所做的努力,才是健康人生的目的和手段。

9.2.2 心的地位

不同于弗洛伊德的以反活力论为中心的,完全从客观驱动出发的心理学;也不同于阿德勒的以社会伦理为中心的,自我改造式的心理学;荣格的心理学以心灵为中心,它强调的是探索与觉知。

尽管让来访者了解自己问题的原因始终是古典心理治疗学的核心,但这一点发挥的范围与途径却是不同的。弗洛伊德的理想,是在治疗师的帮助下,让来访者自己"意识到"潜伏在无意识中的那个造成问题的事件及其重要性。阿德勒的途径则是,让服务于社会需要的理想和良好愿望成为个人持续发现与改进自己的方向与动力。但与这两位犹太心理学家不同的是,荣格采取了一个更为接近东方文化的视角。他启发来访者自己探索内心更深的层面,并对这些层面实现自我觉知,以达成整个心灵的均衡。

作为一位富有独立的创造性的心理学家,荣格不满足于遵循弗洛伊德对自己潜意识探索的成果,而是独立地对它做了更深入的探索。借助于这些探索的经历,他发现在社会人格层面和个体无意识层面之下,还存在着若干被他称为"集体无意识"的层面。在这里,他发现了作为自身性格反面的原型,作为自身性别反面的原型,以及来自整个生命进化史中所获得的遗传特征的原型。像后来的马斯洛一样,荣格认为这种内心探索的最终目标是经常被错误地翻译成"自我实现"的"自我觉知"。当然,self-realization 的这两种中文释义之间也存在某种相关性。如果我们连自我是什么都不知道,何谈自我实现呢?

如果按照现代的生物—心理—社会模型来看,弗洛伊德的模型是以其中的生物学部分为核心的,阿德勒的模型是以其中的社会学部分为核心的。与他们不同,荣格的模型则是以其中的心理学部分为核心的。尽管这种认识不一定能必然导致正确的判断与行动。例如,荣格就曾经一度与纳粹德国合作,宣传他们的反犹太主义和德意志民族优越主义。但荣格的认识显然开启了此后一系列重视模型中心理学部分的心理学流派的先河。并且随着时代的发展,这些流派对于深层心理学的关注程度也可以说有增无减,尽管他们更为注意与模型中这些或那些其他部分之间的均衡。

如果从应用的角度来说,可以这样去总结这三位精神分析先驱的治疗结果。弗洛伊德疗法所产生的,是了解了自己潜意识中的矛盾问题,并且与自己潜意识中各种冲突性动机及其原因和解了的个人。阿德勒疗法所造就的,则是具有高尚社会情操与集体责任感,愿意把自己的人格变成整个社会运转框架之中的一部分的个人。与此相对,荣格疗法最终所培育的,则是一个对自己、对心灵深层拥有深刻了解与觉知,并把这种觉知表达在人生之中的人。

然而,对于同时代的大部分西方人来说,荣格的思想毕竟过于深刻、晦涩而且东方化了。因此,尽管他启发了此后诸多的心理学家们的探索,但却并没有充分实现他向同时代的人类揭示内心奥秘的目的。但这种困难是可以理解的。因为,荣格的探索已经不再限于解决个别的心理学疾患问题。他所尝试揭示的,是人类内心所面临的终极问题。

9.3 主宰的寻求

对终极问题的思考和探索,贯穿着整个人类文明的历史。纵观西方思想的历史,从希腊时代以来,这个问题就不断地被提出来,并给予各种回答。事实上,这个问题之所以只上溯到古希腊,是因为更早的西方文明已经灭绝而无从查考,而西方学者对有更久存续的东方文化的了解又不够深入。从这个角度来说,这种探索或许伴随着整个人类文明史。

9.3.1 科学、哲学与宗教

或许,我们会觉得奇怪,为什么古希腊的哲学家所尝试回答的许多问题,也正是现代乃至当代心理学所尝试回答的问题。从一个方面来说,自古以来的思考者,都是使用相似的心理要素来思考的;因此不论他自以为在思考什么问题,其思考的过程和结果,都不可避免地被打上了心理过程的烙印。而另一方面,不论所思考的是心理、物理还是社会行为,一旦追究到最终的、几乎难以企及的起源问题,人们不得不开始最大程度地发挥思维与认识能力,从而进一步放大了心理过程对这些探索的影响。

在历史上的这些思考过程中,我们可以看到三种态度,即科学的、哲学的和宗教的态度。

根据罗素在《哲学简史》中所做的划分,当人们几乎探索到了自己认识能力的极限,并且尝试在极限附近探索时,人们就踏入了哲学的领域。因为,这片领域中,已经有部分超出了人们所能认知的范围,不得不用思考来弥补它。因此,在罗素看来,哲学就是结合事实对未知加以思考的过程。从这个角度来说,哲学仍然是理性的。

罗素又提出,当人们的探索完全超出了认识能力的极限,却又试图做出某种认识和论断时,人们就踏入了宗教的领域。换言之,宗教是以想象和虚拟的模型为基础,配合部分理性所做出的论断。在宗教家看来,对这个想象与虚拟模型的接受被称为信仰。由于这部分内容超出了认知范围,因此只能靠信仰作为支持整个体系的根基,并借助部分理性的推演,把信仰假设的结果延伸到人们可知的范围中。

这样看来,科学所处理的,就是人们有可能认识的范围。尽管这种认识的能力或许还有待开发与拓展,但科学总是假设我们终究有可能认识这些对象。因此,科学总是尝试检验它所做出的假设,并根据检验的结果修正假设,然后继续检验。科学态度认为,通过这种方式,我们最终有可能彻底认识所探索的内容。

9.3.2 探索的心理学

罗素做出上述的描述,是因为他本身是哲学家,而且身处宗教尽管已经不再处于其历史的巅峰,却仍然拥有广泛影响力的西方社会。如果从探索的心理学角度上看,还可以对这三种态度作出其他的视角解读。

首先,作为探索,人们首先希望的,总是获得完整的认识。因此,探索最天然的态度是科学的。没有人在开始探索之初,就真诚地希望自己只是瞎猜一番而已。他的态度,必然想要证实自己的猜测。因此,人们要么直接地去观察事物,要么对难以直接观察的部分做出推论,再设法证实这些推论。而这个过程,就是科学探索的过程:观察、理论假设与检验。坚持这样做的人,就是科学家群体的一员。

有时候,这样的探索会遇到困难。人们总是会遇到某些自己难以直接或间接地观察的东西。在这个时候,彻底的科学态度会选择暂时搁置问题,留待日后观察能力提高之后,再继续深入探索。但人类试图把握事物的倾向,会让人们不满足于搁置问题。于是,人们就对无法观察的东西加以种种猜测,并使用理性推演,让这些猜测自成体系。尽管由于这些体系远离了可以观察的范围,因而无法对这样的猜测加以检验,但人们仍然对建立这样的猜测体系乐此不疲。于是,各种哲学理论就诞生了。从根本上说,哲学体系之所以被称为哲学,就是因为它是无法被彻底用观察加以验证的。从这个角度来说,哲学可以说是人们受把握事物欲望的驱使,而对探索的范围所做的理性延伸。

然而,人们还会遇到某些领域,它们不仅难以观察,甚至难以在理性的范围内做出推测。此时,科学的态度仍然是去发展观察能力。因为,一旦成功地观察到,那么所谓"不可思议"的情形就不复存在了。然而,人们却经常受不了这种"无法把握"的局面,于是就尝试设想尽管自己无法把握,但总有某种力量或智慧能够把握它。此时,宗教的态度就产生了。从这个角度上说,宗教就是人们在把握局面的欲望与无法做出理性把握的绝望的双重驱使下,对所探索的内容做出的一种态度上的选择。这种态度指导之下所产生的做法,就是相信存在某种更为高端的力量或智慧,能够把握人们甚至从哲学上也无法把握的东西。选择了这一态度的人们相信,只有依附于这样的存在,才能安然地在无法把握局面的情况下生存下去。

9.3.3 认识论问题

无论人们所探索的是哪个领域,随着探索的加深,总会遇到难以观察,甚至难以推测的情形。因此,在人类对各个领域的探索历史中,都会或外显、或内隐地运用这三种探索态度。例如,在当今大众普遍接受科学的情况下,人们仍然会对难以观察的对象提出某些近似哲学的理论。尽管这些理论在目前的情况下无法被检验,但人们仍然会选择接受它来指导行动,这就在不知不觉中已经采取了哲学的态度。在另外一些时候,人们对某些提出的理论采取了盲目的崇拜式相信,以至于尽管已经有了许多相反的观察现象出现,人们仍然宁愿相信原本的理论是正确的,因为它来自某个伟大的科学家。这时候,人们实际上已经在无意中采取了宗教的态度。

这种关于探索态度的心理学之所以会影响到如此广泛的领域中的探索历史,是因为不论人们在探索哪个领域,他所运用的工具都必然包括探索者本人的心理过程。从这个角度上说,所谓"绝对客观"的态度,本身就是高度主观的,因为它不符合事实。事实上，任何一个态度，都包括了心理过程在内，因而也就都包含了一定的主观性。如果探索者意识到这种主观性的不可避免，并且承认它可能带来的影响，那么他的态度至少有可能是"相对客观"的。但如果他不了解或坚持不承认探索过程中主观性的存在与可能的影响，那么他的态度就与所谓的"客观"完全背道而驰了。

实际上，如果了解了探索过程必然受到探索工具，包括心理过程在内的影响，那么人类的探索就会更具科学性，而少些哲学性和宗教性。因为了解了这些局限的人，会接受这种有限认知的现状，并且致力于拓展认知能力以获得更好的认识，而不是尝试运用理性或者想象去弥补认知的缺陷，以满足自己把握局面的动机。

当然，人类的这种把握局面的动机是极其强烈、难以抑制的。因此，纵观整个人类历史，能够坚持科学态度，完全避免混杂哲学和宗教态度的探索者几乎是凤毛麟角。尽管如此，只要能够做到多一些科学态度，少一些哲学和宗教态度的探索，就已经能够带来进步了。但毫无疑问的是，正是那些坚持科学态度的探索，才给人类文明带来了巨大的进步。

9.3.4　实用问题

正如《人类简史》作者尤瓦尔·赫拉利所说的，人类是一个喜欢讲故事，并且喜欢相信故事的物种。尽管从长远看来，科学探索为人类带来了巨大的进步，但对于眼前的事务来说，有时候宗教却发挥着巨大的作用。而对于中期事务而言，哲学常常帮助人们保持一致性。

例如，在智人第一次走出非洲，在北欧荒原上遭遇到智慧人类的另一个物种——尼安德特人时，是什么帮助他们避免被身材更为高大有力，并且同样会使用工具和团队狩猎技术的对手所消灭的呢？显然，此时临时研究新的战争科学已经来不及，探索对手究竟是否拥有心智，或者对手何以会出现在这片陌生的土地上，也于事无补。另一方面，这时候追究世界的本源究竟是物质还是精神，或者世界上的万事万物是否遵循理性也没有帮助。

但在此时，智人当中流传的一则故事——例如，我们都是光明之神的造物，我们的使命就是消灭对面这些魔鬼的手下，神会保佑我们胜利，等等——却使智人能够集结起强大的部落力量，从而消灭依旧满足于家族式关系的狩猎团队——尼安德特人。智人正是靠着这种宗教式的故事，才横扫了整个世界，至少消灭了七个其他的人类物种，并最终成为这颗行星上唯一存在的高等智慧生物。

在此后的人类历史上,宗教也同样在人类内部掀起了许多次狂热的战争。以宗教为导火索的战争,从规模和激烈程度上,都远远超过了以利益为诱因的战争。这是因为,出于对利益的考虑,战争双方通常都会将战争规模限制在不超过损害利益的前提下。但以消灭异教徒为目的的战争,却往往是不死不休、不计代价的。

另外,在日常生活中,大部分人类个体都只有有限的观察能力。因此,他们不大可能将所有的行动都建立在科学观察的基础之上。此时,确立一种人生哲学,并遵循它来行动,就成为性价比极高的做法。当然,依靠哲学来度过人生也并不是没有代价。首先,人类历史上各种各样的哲学都有,而且没有哪种哲学得到了所有哲学家的公认。其次,过度依赖哲学会让人忽视现实,于是给人以迂腐或书呆子的感觉。这也就是为什么,绝大部分人的人生都并不是很快乐的:他们并没有真的在观察人生,而只是在盲目地遵循某种宗教或者哲学原则。

9.4 终极问题的探究

然而,对人生的认识和探索,却似乎是人类某种天然的倾向。许多人随着人生阅历的增加,都会对生命本身产生某种感悟。这让他们显得睿智。因此,人类的许多语言中,都出现了代表"智慧"的词,用以区别"聪明",后者往往是某种与智商或技巧有关的品质。这种睿智往往是难以描述,却可以感受得到的。因此,对于终极问题的探索,始终是人类个体所面临的问题——哪怕仅仅是潜在的。

9.4.1 终极问题的科学思路

人类是否能够用科学方式探讨终极问题? 其实,现代科学的发展,已经给了人们许多方面的启示。其中有一些启示是数据式的,而另外一些则是隐喻式的。如果能够理解这些启示,或许就能够更好地了解终极问题了。

在本书前面的章节中,我们讨论了作为心理功能处理中心的大脑,以及它所分析处理的环境中所发生的基于信息传入、传出和处理过程的各种扭曲现象。我们也从心理学的角度,展示了这些扭曲所造成的心理、生理和社会效果。由于我们所有的认识活动都是依托心理完成的,而心理功能的载体大脑,其信息处理过程是存在扭曲的,因此,我们实际上无法保证,自己所认识的是真实的存在。我们甚至缺少方法来检验这种真实性。毕竟,所有的检验也需要经由这同样的功能与结构。这就好像行政与监察由同一个部门来完成一样。这种情况下,想要对行政过程作出真实确切的判断是困难的。

在人类历史上，许多智者都注意到了这个问题。他们通过自己的思考，也给出了各自的答案。但是，由于我们期待解决的问题相当于尝试用眼睛去考察眼睛本身，这个问题的难度已经逼近了人类认识能力的极限。因此，在探索这个问题时，很多智者最终都走上了哲学和宗教的道路。他们要么提出了某种理论体系来试图回答这种问题，要么诉诸某种宗教式的信仰，用神秘的存在来解释他们所观察到的现象。而少数坚持走观察路线的人，却又大部分都因为问题的艰难而陷于悲观的不可知论。只有极少数人将科学原则坚持到底，并且得出了有意义的发现。

9.4.2 终极问题的心理学表述

终极问题在不同的角度，可以用不同的方式提出来。例如，从物理学上，它的形式是诸如宇宙是怎么诞生的？世界运作背后的根本动力或规则是什么？从生命科学上，它的形式就变成了生命是怎么产生的？生命的核心是物质的还是精神的？如果走上了哲学道路，这些问题就变成了世界的本源是物质还是精神？走上了宗教道路，问题就变成了存在是由哪位神创造的？

然而，我们应当记得，我们对所有这些现象和问题的认知，都是建立在心理运行的基础之上的。换句话说，这些现象和思考，其实只是信息在心理层面的呈现。我们甚至无法确认它们是否真实地反映了存在本身。因此，从心理学、认知科学的角度，上述有关终极问题的提问方式其实都有一点越界。如果用一个带有技术色彩的比喻，就好像在电影《黑客帝国》中，询问虚拟世界中究竟是物质第一性，还是精神第一性，或者世界是否由某位神创造出来一样。但实际上，人们甚至还没有弄清这个世界本身究竟是否就是存在真实的样子。

因此，严格说来，终极问题应当站在心理学和认知科学的立场上来提出。

既然所有的现象、问题及其认知过程，都只是信息在心中的呈现。那么，作为能够呈现这一切信息的功能本身，心，究竟是什么？

当然，或许我们会说，心是大脑的功能。从神经科学的角度，这的确是对观察结果的描述。然而，我们做神经科学观察时，不论是收集现象数据，还是分析思考以得出结论，同样都是在运用心理认知过程，从而无法排除与之相伴的扭曲。因此，我们也不能保证所见、所认识的一切就是存在本身的样子。换句话说，大脑仍然是心认知的对象。因此，对大脑功能的研究尽管很有启发，但把心的功能推给大脑，却并没有真正解决能够认识大脑的心是什么这个终极问题。

当然,上述这些讨论并不是试图说,物质世界并不存在。也不是试图说世界的本源是精神。这些讨论仅仅指出,我们对各种现象的观察与认知,都是在心理过程中进行的。这个阐述本身,并没有回答物质世界的真实性,或世界本源是什么的问题。因此,从心理学的角度看,需要探询的终极问题,仅仅只是心本身是什么这个问题。

9.4.3　知觉的主体

如果"心"这个说法容易产生歧义,那么我们可以换用在前文讨论过的知觉来表达这个问题。

前文曾经分析过,目前对知觉的定义,通常都指向知觉的对象,或者说内容。如果前述那些定义所关注的都是知觉的内容,那么知觉本身是什么呢? 离开了知觉的内容,还有没有知觉存在呢?

大部分人都感觉自己无法回答这个问题。因为,我们几乎都没有完全"离开"知觉内容的体验。我们的知觉几乎总是有内容的。即使我们坐在完全黑暗的房间中,我们的视知觉也并不是"没有内容",而是知觉到"黑暗";同样地,即使我们用全封闭式装置遮蔽了听觉,我们的听知觉也并非没有内容,而是知觉到"寂静"。

何况,我们的意识本身几乎总是充斥着各种思想和感受。如果有那么一瞬,我们的意识完全被排空了,就如同我们被某种突发事件吓傻了的情形;但即使在那时,我们的意识知觉中也并不是没有内容,而是知觉到"空白"而已。

9.4.4　透过现象看本质

虽然好像无法直接"看到"作为知觉主体的"心",但既然我们随时都在知觉着什么,就说明知觉总是存在的,尽管我们无法"知觉"到知觉本身。因此,我们可以透过对知觉过程的仔细观察,更多地了解知觉,或者说,了解作为知觉主体的心。

在这方面,我们需要从心理体验的角度开展研究,因为这才是观察数据本身。站在体验的立场上,我们所观察到的一切,不论是看来的、听来的、感受到的、或者想出来的,其实都是知觉对象。我们平时的各种思想、认识和观念,其实是对这些对象所做的总结与诠释,它们在本质上仍然是我们所体验到的知觉对象。

比如,当我们在观察时,如果别人问:"谁在观察?"我们往往会回答说"我在观察"。但这个"我"是什么？如果仔细观察,这个"我",其实是我们把许多感觉、思想、认识、观念聚合起来构成的一个东西,它仍然是我们所体验到的知觉对象。因此,我们所谓的"我"并不是真正的观察者。只有知觉,或者说意识、心,才是观察者。而这个观察者并没有我们所赋予的"我"的那些特征。借用萨姆·哈里斯的说法,"意识看上去并不像一个'我'"。

如果明白"我"只是现象聚合起来形成的观念,或者说,它只是一个"现象集",而且还是一个不断处于发展变化之中的现象集,那么,我们仍然可以用"我"来描述日常所发生的事。只不过,这时我们明白,这个"我"并不是"老板",而是"代理人",而且是一个随时可能替换的代理人。真正的"老板",其实是能够了解这一切的心。

9.4.5 终极问题的心理意义

为什么要讨论终极问题？这是因为,我们看待事物的态度,其实是由我们的立场决定的。套用一句俗话,叫做"屁股决定脑袋"。处在不同的立场上,对同一件事的态度就可能不同。例如当两个国家处于对立的立场时,每个国家的人民都会倾向于认为自己的国家是对的。但如果站在联合国的立场上看,就会觉得任何两个国家闹矛盾,都是对整个人类世界的威胁,需要加以解决的。

我们平时的心理问题,大部分都来自于对"我"的错误认识。由于把这个不断变化的代理人当作我,因此始终在试图维护代理人的利益,而忘记了心才是我,而心所观察的是全局。对这件事如果有了透彻的了解和认识,我们的许多人生态度就会改变,我们对自己的态度,对他人的态度,对社会的态度,乃至对自然界的态度,都会很不同。

前文已经反复讨论过,我们对内心和外部世界的认识,都是受到认知习惯所扭曲之后的结果。这些习惯根深蒂固,因此,尽管我们有可能一下子懂得了"心才是我"这个事实,但从前的习惯可能在相当长的时期内仍然存在,因而自我中心的行为仍然有可能随时冒出来。只不过,如果我们真的了解了事实,在观察到那些行为时,就会觉得好笑,而不再认为它们理所当然。这样反复在实际生活中观察,那些习惯就有可能逐渐消退,最终完成王阳明所说的"知行合一"的过程。

因此,知行合一,并不是瞬间就能完成的,它是在实践中坚持落实对事实的认识的结果。把对终极问题的透彻认识落实到人生实践中,坚持不懈,那么心理上由自我中心带来的扭曲就会逐渐减轻,直至消除。

同样地,人类所有准确的、深刻的科学知识,如果合理地运用到心理观察中,都有类似的效果。由于这些知识都是用心透彻观察的结果,因此,它们必然可以用来纠正某些心理过程的扭曲。通过类似上述的坚持在人生实践中反复观察,落实这些深刻的知识,我们与之相关的扭曲也会逐渐减轻,直至消除。每一种扭曲的消除,都会相应地消除我们一种心理问题的来源。随着这个过程的进行,当所有主要的扭曲都由于对准确知识的观察实践而消除,真正的心理健康状态就会出现。这就是探索看似玄虚的终极问题的心理意义。

因此,每一种知识,只有当它能够在我们自己的体验中通过观察加以实践和检验时,才能在这个心理健康促进的过程中作出贡献。

9.5 彻底的回馈

对心理学的观察变得深入之后,所得到的认识看上去就会越来越像哲学。著名的美国心理学家威廉·詹姆斯,就拒绝承认自己是心理学家,而是坚持认为他是道德哲学家,尽管他担任哈佛大学心理学系主任多年,并且也曾担任美国心理学会主席。而历史上的许多哲学家,他们的哲学认识其实始于对内心的观察。

但正如前文所说,如果不坚持科学的态度,那么心理学观察很容易走上哲学或者宗教的道路,于是就失去了与事实的接触。坚持从观察出发,认识到一切现象和对现象的认识都是心理过程,也都是观察对象,才能坚持科学的态度,才能真的有助于认识事实。

9.5.1 正念运动

20 世纪中叶,西方心理学界在治疗的实际效果方面遇到了瓶颈。根据条件反射等生理心理学理论建立的行为主义治疗体系尽管思路很清楚,但在深入临床的实际应用中却遇到了困境。例如华生根据这个原则教育的几个孩子,在长大后都遭遇到了严重的心理障碍。这个现象提示心理学家们,在行为背后可能还有更深层的原理在发挥作用。

因此,20 世纪后半叶,许多西方学者转向东方文化中寻找答案。美国的乔·卡巴金博士从东亚和南亚学习了禅和内观的方法,并把它们整理成了一套不与西方主流哲学相违背的技术,称为正念减压技术。在此后的四十年中,正念迅速地蓬勃发展,变成了一场席卷西方的正念运动,相关的研究论文呈几何级数增加。古老的东方冥想也因此被西方学界视为科学。

什么是正念?卡巴金博士从东方的两大流派中,总结了几条技术上的要点,即注意观察，以接纳为态度，不加评判。这个技术后来经由不同学者发展成了不同的流派，例如牛津学者的正念认知行为疗法，以缓解抑郁为目标；斯蒂文·海斯提出的接纳与承诺疗法，侧重接纳的概念，等等。在这段时期内，还有更接近原始内观的杰克·康菲尔德，以及其他更接近禅的方法与技术在西方传播。

后来，卡巴金本人更新了他的正念疗法的操作性定义，改为："正念是经由有意识地、不加评判地、每时每刻地注意而生起的觉察。"

9.5.2　正念与现代认知神经科学

尽管正念运动的发展，是西方学者借用东方文化中的训练技术的结果。但正念其实也完全可以从西方现代认知神经科学中建立起来。只要人们肯认真地对待认知神经科学所提供的知识，并把它们认真地落实在自己的心理体验中。

前文已经反复提到过，根据现代科学的研究成果，我们体验任何外在世界或内在心理现象，都离不开大脑的神经网络对各种信息的处理，大脑同时也会把处理的结果呈现在意识中。因此，不论我们是在观察湖畔林边草地的静谧美景也好，在感受自己身体某处的舒适或不适也好，或是在体会内心汹涌澎湃的激情也好，在感受思维中正在成形的新理念也罢。这一切，其实都只是神经网络处理信息并将结果呈现在意识当中的产物。

也就是说，如果我们认真地对待现代神经科学研究的结论，就知道如果没有神经网络，意识就既不能感受所谓外在世界，也无法体会所谓内心活动。人类所有的体验，都存在于意识中，而且都是经过神经网络计算之后的结果。意识并没有接触外在世界或内心活动然后直接感受它们；意识里呈现的都是神经计算的结果。这很像虚拟现实中的世界体验。

在玩虚拟现实游戏时，我们都有这样的体验，那就是如果我们完全不把它当回事，那么就失去了玩游戏的乐趣；但如果太把它当真，就会玩得紧张激动，搞得自己很疲惫，也很影响游戏体验。因此，了解游戏的虚拟现实本质，适度地投入体验，才是享受游戏的心态。既然我们对所谓外在世界和内心活动的体验在本质上与虚拟现实类似，那么我们也应该倾注其以类似的态度，即适度地投入体验；既不要完全不当回事，也不要过于当真。这就是正念练习中的不评判、接纳的态度。

9.5.3　正念的精髓

但我们为什么要玩游戏呢？从一开始，游戏就是为了体验。在人生中也是一样,我们需要认真地使用注意力,保持对每一刻的观察和体验,这样才能充分享受人生的体验,而不论这种体验是什么性质的。最重要的是,卡巴金提出,经过这样的练习,就会生起一种觉察。这种觉察感觉上似乎超越了人生,达到了某种"自我超越"的境界。

在虚拟现实游戏中,类似的觉察会让我们保持适度投入体验,既不会觉得无趣,也不会因过分卷入而身心俱疲。之所以如此,是因为这种觉察让我们意识到,我们只是一个在玩游戏的人,而不是游戏中的那个主角。游戏主角,仅仅是我们在游戏世界中的某种投影而已。在人生中,正念所生起的觉察也同样会让我们保持这样的心态。在生活中所感受到的"我",其实也仅仅是神经网络计算之后,呈现在意识中的一种体验,它同样是意识所感受的对象,而不是正在感受的主体。因此,人生中的"我"也只是意识诸多感受对象之一,它是意识为了便于操作人生,而通过神经网络计算出来的虚拟对象,或者说,是一个代理人。

因此,整个正念技术,以及它借以生起的觉察,最终目的是为了让我们正确地认识自己,认识存在本身。正念觉察让我们了解到,如我们所知的世界,其实是意识中呈现出来的神经网络计算结果;如我们所知的"自我",其实只是一个虚拟影像式的代理人。这是正念技术带给我们的睿智,也是现代认知神经科学本应带给我们的睿智。

需要强调的是,我们并非说,世界是不存在的唯心产物;也不是说,世界之外有一个主宰的神。这两种看法,都是陷入哲学或宗教思维的结果。只要坚持科学态度,就不会得出这样两种结论。科学告诉我们的是,我们所知的世界和自我的本质究竟是什么,如此而已。

尽管这是从现代科学得出的结论,但显然,作为正念技术的来源,南亚内观和东亚禅也得出了类似的结论。因此,内观和禅,是古人坚持以科学态度观察世界、观察内心的结果。古代的东方文明,至少在这两个分支上,并没有陷入哲学或宗教的思维方式中。

正如古人所说:东方有圣人出焉,西方有圣人出焉,此心同,此理同。

9.5.4　正念的社会心理学

正念的应用,并不仅仅局限在个人心理健康促进上。因为应用正念技术,可以减轻内心与世界之间沟通的扭曲,因此,它也同样会帮助人类正确地认识他人,认识社会。

如果把来自现代神经科学的正念态度应用在社会心理学中，以中立的态度，认真地对世界保持观察，不急于做结论，就有可能更为深刻地了解社会现象，了解每一个现象背后的心理动力，从而以适当的态度处理它们。在此，我们不采用"客观公正"这种说法，因为我们都是通过心理出发来观察体验世界的，因此注定带有主观性，并且也受到所在立场的局限。但我们可以学会从多种立场去体验，于是，我们的所作所为就会更真诚，而不是带着幼稚或者伪善。

仅仅从自己的立场出发，不论理论多么正确，事实上也会因自相矛盾而显得可笑。如果仔细观察近年来世界各国的做法就会发现，对于同样的现象，如果出现在别的国家，那么几乎每个国家都会去嘲笑甚至攻击它；但如果出现在自己的国家，那么每个国家都会觉得是非常正当、理所当然的。这其实是以国家为单位的自我中心，是个人自我中心的放大版。

拥有睿智，才能减少自我中心的行动。从这个角度来看，今天世界上，绝大部分国家都是相当没有智慧的。大概只有拥有深厚文化的文明，才能以相对理性、相对不那么自我中心的态度去看待世界。古圣先贤说人饥己饥，人溺己溺；又说天下为公，四海一家，这句话在达到某种程度心理健康修养的基础上，就是真心的。而对自我中心的人来说，平时可以说说，甚至在事不关己的时候也可以做做。但真的事关利益，那就原形毕露了。

因为，这需要真正智慧的修养，并不是单纯靠理论就能做到的。自我在不在，是没有办法骗人的。

9.6　心理建设

孙中山先生在临终前所著的《建国大纲》中，提出了心理建设这个课题。粗看起来，经济需要建设，社会需要建设，但似乎并不明白，心理要如何建设呢？

现代人差不多都承认，身体是需要锻炼的。经过锻炼，身体可以变得强壮、结实，能够承担更为剧烈的运动，担负更高强度的活动，而不会或者不容易造成自身的损伤。

但人们很少了解，其实心理也同样是需要锻炼的。就像身体需要锻炼，并且可以通过锻炼而改进一样，心理也需要锻炼，因为它也可以通过锻炼而改进。经过锻炼，心理也能够承担更为剧烈的情境冲击，担负更高强度的活动，而不会或者不容易造成自身的损伤。

9.6.1　心理建设的物质基础

现代神经科学的研究告诉我们,神经系统是具有可塑性的。就像身体其他部分一样,神经系统在适当的活动之后,它的功能会得到重塑和加强。从最基本的层面上,两个神经细胞之间的连接,会因为二者之间活动的因果关系而改变。正如蒲慕明教授所发现的"时间依赖性突触可塑性"现象所揭示的,在神经细胞活动看似构成因果关系的基础上,细胞会通过强化而建立真正的因果关系。

以神经活动为背景的人类心理活动,也因此而具有了建立因果关系的物质基础。换句话说,我们的心理会"学会"各种现象之间的因果关系,从而建立起自己的因果关系体系。因此,在认知上,我们倾向于从物理世界的各种现象之中,找出其中的因果联系;在情感上,我们倾向于在情绪现象与其他现象之间建立因果关系。这些因果关系刻画在神经网络中,就给我们的心理活动建立了挥之不去的因果关系色彩。

因此,我们的心理的确是可以建设的。通过它的经历和体验,心理逐渐建立起一个庞大而复杂的因果关系网,并依照这个网络对当前及未来的各种情境做出因果反应。这是神经系统无法除去的本质。只要我们的心理活动还以神经系统为基础,其中的因果式活动规律就持续存在。

从这个角度来说,我们的确有可能通过训练,建立合理的心理因果关系网络,从而让自己有一个健康的心理。这就是心理建设的科学基础。

9.6.2　心理建设的需求

心理建设其实毫不神秘,它就是内心对环境及其反应所做的记录。

如果我们生活在一个需要经常做出激烈反应的环境中,例如原始人的丛林生活,或者现代人的特种兵训练,那么,我们就会倾向于做出激烈的反应。例如一有风吹草动立即做出反应,一旦有可疑物体接近,迅疾加以扑杀,等等。反之,如果我们生活在一个安静祥和的环境中,我们就会倾向于做出安静祥和的反应。例如,在和平富庶的生活中养尊处优久了,我们就会以平和的心态、恰如其分的礼仪来看待、对待各种人和事。

这两种情境,并没有哪一种是不正常的,它们都是心理建设产生的因果体系。心理本身并没有必然的倾向;它所有的倾向,都是环境建设起来的。

当然,这种建设未必是一生经历的结果。有许多建设可能从进化中很早时期就开始了,并且它的结果也写在了我们的基因组中。自古以来祖先的进化经历,再加上个体一生中的体验和经历,甚至我们社会环境中的同伴的互动,共同构建了心理的因果网络。在这个网络中,我们其实几乎是身不由己的。我们许多自以为是"自由"、"自主"的反应,其实是长期心理建设的结果。神经系统根据因果网络状态对环境信息加以计算,把它的结论提供给意识,而意识则觉得这是自己的决定。于是,我们就有了"自己做出决定"的错觉。

实际上,我们的所作所为,都源自于从遥远的进化史直至这一生中的经历所建立起来的因果网络体系,它几乎是被因果规律决定的。

之所以说"几乎",是因为这个因果网络并不是单一的,而是有数不清的因果计算规则重叠嵌套在一起。如果它们每一个的作用都并不显著地大于其他,那么结果看上去就像是正态的随机分布。如果其中某一个的作用稍大,就会给这个分布带来某种偏向,于是因果作用就好像显示出来了。

本质上,整个随机分布其实都是因果的;但由于神经活动在本质上又具有随机性,因此这个决策机制就变成了随机基础上的因果决定,和因果基础上的随机过程。这让我们同时有了随机、因果和自主三种感受。当我们在认知上对其中某一种有所倾向时,就会更多地得出该种结论。也因此,每个人对人生的哲学认识各不相同。有人认为是靠运气,有人认为是因果所致,有人认为是自强不息。

其实,在某种意义上,三者都可以说是对的。因为,这个系统的运作方式恰恰是因果基础上的随机,和随机基础上的因果。而个体当时的努力,其实也是神经或者心理上的一种作用,它也会加入这个系统的作用之中,形成三足鼎立的局面。

如果我们不满足于这种半靠运气、半被以往经历所决定,自己很难左右的现状,那我们就需要心理建设了。

9.6.3　心理建设的方法

要想获得满意的心理健康水平,就需要建设自己的心理。其实心理建设,换个说法就是心理训练。正如我们的身体需要适当训练才能提高素质一样,我们的心理也需要适当的训练,才能获得满意的心理素质,从而为心理健康提供保障。

心理建设,或者说心理训练,其规律也可以模仿身体训练来加以认识。例如,如果我们从事某种身体训练,不论其目的是提高综合素质,还是增强体力,提高敏捷或反应速度,还是仅仅想控制体重,或者增加肌肉,这都不是一蹴而就的。必须经过按部就班、循序渐进的锻炼,才能逐渐提高目标素质,最终达到目的。同样地,心理建设,不论其目的为何,也都需要循序渐进,逐渐提高目标素质,最终达到目的。因此,我们要以身体锻炼相仿的心理准备,来面对心理建设。

另一方面,心理素质又不像身体素质,可以很容易地从外观看出来。例如脂肪堆积程度、肌肉发达程度,可以一望而知;但也有些身体素质,例如速度、敏捷、反应能力等,只有真的运动一下才能知道。心理素质则更像后者,平时并不容易直观地了解,只在让心理素质发挥作用时,才能看出素质如何。因此,前人就有了诸如"临大事需有静气"、"临危不乱"这样的评语。

9.6.3.1　心理稳定的训练

心理建设的目标很多,但常见的目标可以归于两个大类。其中第一大类,就是对心理稳定性的训练,也就是前文所说的"临大事需有静气"。也就是说,心理具有让自身稳定的素质,不容易在外界冲击之下游移。拥有这样的素质,才能在面对各种环境冲击时,保持心理的状态稳定。

心理稳定的训练,可以用孔子的学生曾参所著的《大学》中的一段话加以描述。曾参在该文中说:"知止而后有定,定而后能静,静而后能安,安而后能虑,虑而后能得。"这段话中的前面三句,就是描述心理稳定方面的建设。

按照曾参的说法,我们首先要学会了解自己的心理活动,即所谓"知"。至少,也要首先了解意识表层的各种思维活动。然后学会让思维活动专一在其目标上,即"止"。对于习惯于不了解自己,不懂得心理建设的现代人群来说,这一步是最困难的。但一旦学会了观察心理活动,学会了集中思维,就能够大幅度提高对心理活动的"知",从而让后续的"止"变得更专一、更纯粹。

对于现代人而言,学会"知止"会给个人的心理素质带来翻天覆地的变化。当然,如前面所说,这个转变像身体训练一样,需要一个循序渐进的过程。但一旦身体素质有了决定性提高,那么个人的身体状况和运动能力就会判若两人。有关"知止"的心理建设也是如此。当知止的训练循环提升到一定的程度,就会产生"定",这是心理素质就产生了决定性的变化,和以前判若两人了。古人说"士别三日,当刮目相待",就是指这种心理建设的成果。

这种"定"的素质一旦生成,将会进一步改变情绪反应素质,从而产生"临大事有静气"的"静";再进而会改造深层心理的反应模式和动机体系,产生类似"临危不乱"的效果,古人称之为"安"。心理建设到此,才算是完成了心理稳定性的建设。

9.6.3.2　心理洞察力的建设

心理建设的第二大类目标,就是对认识能力的建设。这方面的描述可以在前面所引曾参的后面两句话,即"安而后能虑,虑而后能得"中看到。

在完成了心理稳定性的建设之后,我们的心理才做好了高效认识事物的准备。一个具备了"知、止、定、静、安"素质的心理,才可以去有效地观察和思考,也就是"虑"。我们经常会在某些大科学家、大哲学家、大艺术家身上,感受到一些与众不同的东西。这其实是因为,他们已经在追求目标的过程中做好了相应的心理建设,因而通过某些言行举止反映出来。

如果和他们相比,我们的观察和思考不仅效率很低,深度也完全无法相提并论。这是因为我们其实没有做好心理建设,没有办法有效地"虑"。如果我们有了"虑"的素质建设,那么即使在日常生活中,也能产生深刻的改变,对事物具备透彻的认识。这个素质,在任何一个方面都能折射出来。

这样的"虑",进一步还会产生"得"。也就是说,会对自己的心理完成透彻的认识,了解心理、生理、遗传习惯、社会环境之间的相互作用、相互影响,从而了解自己的各种心理活动的真实起因,也了解在各种情况下自己会如何做抉择。这种对自己的透彻了解,古人称之为"得"。这个字与"德"通用。也就是说,经过这种心理建设,才真正具有了过一种道德人生的基础,能够像孔子所说的"从心所欲不逾矩",达到随意地生活就能够符合道德的心理境界。

9.6.4 心理建设的成果

通过上文的讨论可以知道,心理建设至少可以产生两方面的重要成果,即确立心理的稳定性,以及提高认识能力。这两方面的集成,又可以进一步让我们充分地了解自己,了解自己与环境、社会、历史等的关系,从而建立安宁、明智的人生境界。这种心理建设,是任何一种社会形态都梦寐以求的。

换句话说,如果公民们大部分拥有了这样的心理素质,那么整个社会就会变得非常容易管理,也非常容易找到能够管理社会的人选。在这种心理素质下,不论尝试采纳怎样的社会体制,社会都能稳定而高效地运作,而公民们则都能在其中度过道德的人生。反过来,如果公民们没有这样的心理建设,那么不论采取什么社会体制,都会随着时间的推移,逐渐暴露出人们心理上的内在缺陷,从而在积累了一定时期之后,产生群体的心理健康问题,进而让整个社会陷于困境。

这是因为,社会毕竟是由公民组成的。公民的素质,才是社会体系得以良好运转的基础。因此,开展这样的心理建设,既是个人能够过上自由幸福的道德人生的必备基础,也是社会能够长期稳定高效运行的必备基础。这是心理学发展所能够给予支持心理学和科学发展的社会的最好的、最彻底的回馈。

结　语

　　这本书自从开始动笔,中间断断续续,到现在成稿,已经有了很长的时间。这其中固然有各种各样的主客观原因,但最主要的,还是由于本人对相关心理学思考的不断深化与语言文字的承载能力之间的矛盾。古人说文以载道,也就是说,希望文字能够承载真实。但人们对真实的认识总是在不断更新的,而文字却有它自己的局限,一旦落笔,就变成不动的东西了。因此,即使到今天,这些文字看起来仍然还是有许多缺陷,没有办法满意地把真实传递给读者。

　　心理健康问题是每个人每天在有意无意间都会面对的问题。它既非常简单平实,又非常深刻深邃。因此,它在悠久的历史中吸引了无数人倾注心血,也曾经困扰过人类群体中几乎每一位成员。它并不是某个或某些专家的问题。相反地,它是每个人的问题,即包括笔者,也包括各位读者的问题。只有亲自去思考和探索这个问题,才有可能对它有真正的认识。在这方面,任何别人,任何专家的思考和探索,都不能代替我们亲身的思考和探索。

　　因此,笔者更愿意读者们把这本书看作某种探索的尝试。它记录了此前人们在心理健康领域中的各种探索的尝试,其中也加入了笔者本人对这些探索加以领会的尝试。如果读者可以把这本书当作一个工具,一块砸开遮蔽真实的屏障的石头,那么笔者就心满意足了。一旦屏障被砸开,那么读者们就可以自行去探索真实,而不必再计较这块石头本身的质地和形状,以及它是不是有什么瑕疵了。

　　毕竟,它只是一块临时作为工具的石头。

罗非

参考文献

1. Colin Ellard. Places of The Heart: The Psychogeography of Everyday Life [M]. Bellevue Literary Press, 2015.

2. Gruce H. Lipton, Steve Bhaerman. Spontaneous Evolution: Our Positive Future and a Way to Get There from Here [M]. Hay House Inc, 2010.

3. Henry Shukman. One Blade of Grass: Find the Old Road of the Heart, a Zen Memoir [M]. Counter Point Press, 2019.

4. Irvin D. Yalom. Becoming Myself: A Psychiatrist's Memoir [M]. Basic Books, 2017.

5. Jon Kabat-Zinn. Meditation Is Not What You Think: Mindfulness and Why It Is So Important [M]. Hachette Book Group, 2018.

6. K. Ramakrishna Rao, Anand C. Paranjpe, Ajit K. Dalal. Handbook of Indian Psychology [M]. Cambridge University Press India Pvt. Ltd, 2008.

7. K. Ramakrishna Rao. Foundations of Yoga Psychology [M]. Springer, 2017.

8. Miguel Nicolelis, Ronald Cicurel. The Relativistic Brain: How it works and why it cannot be simulated by a Turing machine [M]. Kios Press, Natal, Montreux, Durham, Sao Paulo, 2015.

9. Miguel Nicolelis. The True Creator of Everything: How the Human Brain Shaped the Universe as We Know It [M]. Yale University Press, 2020.

10. Peter C. Bankart. Talking Cures: A History of Western and Eastern Psychotherapies [M].李宏昀,沈梦蝶,译.上海:上海社会科学出版社,2006.

11. Robert M. Sapolsky. Behave: The Biology of Humans at Our Best and Worst. Penguin Random House, 2017.

12. Sam Harris. Waking Up: A Guide to Spirituality Without Religion. Simon & Schuster, 2014.

13. Shelley E. Taylor. Health Psychology. 10th Edition. McGraw-Hill Education, 2018.

14. Steven Kotler, Jamie Wheal. Stealing Fire: How Silicon Valley, the Navy SEALs, and Maverick Scientists Are Revolutionizing the Way We Live and Work. Dey Street Books, 2017.

15. Yuval Noah Harari. Twenty-One Lessons for the Twenty-first Century. Spiegel & Grau, 2018.
16. 韩济生. 神经科学第三版[M]. 北京：北京大学医学出版社,2009.
17. 罗非,王锦琰. 中枢信息编码概论[M]. 北京：北京大学医学出版社,2006.